笑いがニッポンを救う

生涯現役でピンピンコロリ

日本笑い学会講師
社会教育家
江見明夫

日本教文社

推薦の言葉

筑波大学名誉教授　村上和雄

私は生命科学の現場に四十年近くおり、特に、後半は、遺伝子の研究に従事していました。そこでわかったことは、私たちの身体の遺伝子の多くは眠っており、これらの遺伝子が、感動、喜び、笑いなどによって生き生きワクワクすれば、目を覚ますと考えられるということです。良い遺伝子をオンにすることができれば、私たちの可能性は飛躍的に向上します。江見さんは、「笑い」のスペシャリストとして、これまでたくさんの方々に笑いの効用を伝え、そしてみずからも実践して来られました。本書によって、読者が笑いの大切さを再認識され、生涯を元気に明るくまっとうされますことをお祈りいたします。

はじめに

二一世紀の今日、地球は、宗教戦争、民族紛争、環境汚染、天変地異といった未曾有《みぞう》の混沌とした時代を迎えています。

一方、日本では高齢社会がますます進展し、「人生百歳」に向かって突き進んでいる中で、寝たきりや認知症の老人が増え続け、ほとんどの人々が最後は何らかの病気で生命を終えていくのが現状です。

ここに今、「笑い」の重要さが改めて認識されてきます。

「笑い」は、神様からの最高のプレゼントであり、百薬の長であり、人間関係の潤滑油です。肉体的にも、精神的にも、社会的にも数限りない効用を発揮し、人間をパワーアップさせ、国家の衰退をも救うのです。

すべての人々がまったく病気知らずで、生涯現役を貫いて、最後は神様に召されて天寿を全うする……、まさにピンピンコロリ（ＰＰＫ）の生き方こそ、人生の王道なのです。

私は今、「笑いの伝道人」として、世界中に「笑い」の素晴らしさを普及しています。

そのいきさつは以下のとおりです。


第一に、城野宏先生の「脳力開発」の理論と実践を学び、これを核にして社会教育家の道を目指したこと。

第二に、「脳力開発」の実現と達成には「笑い」が必要不可欠であるということ。

第三に、幸いにも私の心身が両親の恩恵を受けて、母親譲りの楽天的な心と、父親譲りの強靭《きょうじん》な肉体をもてたこと。


私自身の現在は、暦年齢七三歳ですが、肉体年齢五三歳、精神年齢三三歳と自負しております。

「苦労山積、悩みゼロ」

毎日がルンルンで、全国を講演旅行などで駆け回っていますが、これも「笑い」「感動」

「感謝」「プラス思考」「高い志と大きな夢」、そして強い「信仰」によるものだと思っています。

七三歳の今日まで、まったくの病知らずで元気撥剌《はつらつ》としているのも、この六つのポイントによるものです。

毎日を元気で、そしてルンルン気分で過ごせる私が、これまでのすべてに感謝をこめて、読者の皆様にも元気で、イキイキ、ワクワク過ごしていただけるよう、本著をしたためることとしました。皆様の、そして世界平和の一助になれば幸いです。

二〇〇六年五月

江見明夫

笑いがニッポンを救う——生涯現役でピンピンコロリ

目次

第4章　笑いの効用

第5章　笑いのトレーニング

第6章 ピンピンコロリ人生

ブックデザイン 河村誠（Malpu Design）
イラスト 高山千草

第1章

笑いは神様からの最高のプレゼント

笑いと遺伝子

笑いの遺伝子

「笑い」は、神様が人間にだけ与えてくださった特別な感情表現です。

人間には、生まれながらに笑いの遺伝子が組み込まれています。生まれたばかりの赤ちゃんは、何も教えなくても大人があやすと可愛らしい笑顔を見せます。あどけないその笑顔を見て、大人もまた飛び切りの笑顔になります。そんな光景を思い浮かべるだけでも、幸せな気持ちになり、笑顔の輪が広がっていくのです。笑顔、笑いって、なんて素敵なものでしょう。

人間以外の動物にも笑いはある、とおっしゃる方もいます。イヌやウマなど、ペットや家畜として人間の生活に密着した動物で、特に飼い主の愛情が強い場合など、「うちのイヌは笑います」とおっしゃる方が多いですし、確かに笑いに近い表情をする場合もあります。しかし、それは人間の笑いとはまったく次元の違うものです。

さらに高等な霊長類のサルやゴリラ、チンパンジーは、実際に笑うことが知られています。けれど、そもそも表情筋のつくりが人間とは異なりますし、いくら高等とはいえ、人間の脳とは比べ物にはなりませんから、彼らの笑いは、人間のような高度で複雑で、多様な笑いとはまったく別のものなのです。

人間の笑いとサルの笑い

ここで、サルやゴリラ、チンパンジーの笑いと、人間の笑いの違いについて、動物行動学的に説明しておきましょう。

笑いは、声を出さない笑い【英語のSmile】と、声を出す笑い【英語のLaugh】に大別されますが、【Smile】は劣位の表情に、【Laugh】は威嚇《いかく》の表情に、その起源があるとされています。

動物たちは、厳しい生存競争の中を勝ち抜くために、まず相手を威嚇したり、脅すことが必要なのです。大きく口を開いて、「ウー」とか「キー」といった声を発します。それが【Laugh】の語源になったというものです。

一方で、相手が自分より明らかに強く、これは敵《かな》わないと観念したときには、自分の身を守るために、服従や敵対心の放棄、つまり自分の方が劣位にあることを伝えなければなりません。口を開いて歯をむき出し、沈黙したまま、後ずさりしていくものです。そのときの表情が、【Smile】の原型です。

霊長類に見られる笑い、あるいは他の動物でも笑いと見られる表情は、この段階の感情が表現されているにすぎないのです。

もちろん、人間も生存競争を勝ち抜いて生き残ってきました。けれど、その進化の過程で、【Smile】は親愛の信号へと、【Laugh】は陽気で楽しい気分の表現へと、笑いもまた進化してきたのです。単に生存競争のためだけではなく、よりよい関係をつくるため、笑いはコミュニケーションの手段になったわけです。

もちろん、劣位や威嚇といった類いの笑いも残っていることはいうまでもないでしょう。嘲笑、冷笑、へつらい笑い、おべっか笑いなどがその代表例です。

いずれにしても、さまざまな意味をもつ高度で複雑な感情表現としての「笑い」は、やはり人間だけのものなのです。

笑って円満

では、なぜ神様は、人間にだけ「笑い」という素晴らしいプレゼントをしてくださったのでしょうか。

それは、万物の霊長たる人間には、その分だけ他の動物にはない苦労やストレスもあるだろうと神様がお察しくださり、それを笑いによって帳消しにしてやろうと思し召されたのだと思います。

人間は集団生活を営んでいます。家族やご近所、学校や仕事上の人間集団、趣味や遊びにも集団があります。一人の人間は、実にさまざまな集団に属しているのです。

中には、嫌なヤツもいるでしょう。どうしても反《そ》りの合わない人間もいるものです。けれど、そのたびに、他の動物のように威嚇や劣位の表情だけで関わっていては、身が持ちませんし、そもそも周囲にも迷惑をかけてしまいます。

円滑にコミュニケーションをとるために、良好な人間関係を保つために、笑いというものが絶対に必要であったのです。

この点が、他の動物とは根本的に違う人間だけの「笑い」なのです。これは、脳の発達と、表情筋の発達のなせる業です。

私たち人間に、「笑い」という素晴らしい贈り物をくださった神様には、感謝するしかありません。

そして、この素晴らしい「笑い」は、人間関係を良好にするだけでなく、肉体的、精神的、社会的にも多大なプラスの効果をもたらしてくれています。この、笑いの効用については、おいおいと詳しく説明していくことにいたしましょう。

遺伝子は九〇%以上が眠っている

「笑いと遺伝子」を語るとき、どうしてもはずせない遺伝子の世界的大家がいらっしゃいます。筑波大学の名誉教授、村上和雄先生です。

遺伝子とは、ヒトがヒトとして生きていくためのあらゆる情報が書き込まれた、いわば「生命の設計図」のこと。

人間は、たった一つの受精卵から生まれます。受精卵が細胞分裂を繰り返し、最終的には約六〇兆個もの細胞となって、人間の体をつくっていきます。

細胞には核があり、核の中には二本を一組とする染色体があります。染色体は、二本のDNAがらせん状に絡み合った構造をしていますが、このDNAの中に、「生命の設計図」は刻み込まれています。これが「ヒトゲノム」と呼ばれるものですが、その中でも、特にタンパク質のつくり方が記された部分が「遺伝子」と呼ばれているものです。

DNAに書き込まれている情報量は三〇億文字にも及びます。一〇〇〇ページの本が三〇〇〇冊分という膨大な量ですが、村上先生の研究によると、普段活動している遺伝子は、そのわずか五〜一〇％に過ぎないということです。九〇％以上の遺伝子は眠った状態にあるわけですから、それらが全て活動したと想像したなら……。私たち人間には、まだまだ無限の潜在能力が潜んでいるというわけです。

良い遺伝子と悪い遺伝子

村上先生によると、遺伝子には、良い遺伝子と悪い遺伝子があるといいます。

例えば、がんを誘発するのは悪い遺伝子、がんを抑制してくれるのは良い遺伝子、というわけです。何かのきっかけで、悪い遺伝子にスイッチが入り「オン」の状態になったときにがんが発生してしまい、逆にいつも良い遺伝子にスイッチが入っていれば、がんにはなりません。

また、いつも穏やかだった人が、失恋やリストラをきっかけに、突然荒々しい性格に変ることも少なくありません。この場合も、失恋やリストラがスイッチとなって、悪い遺伝子を目覚めさせてしまったのかもしれません。

村上先生は、悪い遺伝子を「オフ」に、そして、眠っている良い遺伝子を「オン」にすることができたなら、人間の可能性は飛躍的に向上するだろうとおっしゃいます。

笑いでスイッチ・オン

遺伝子のスイッチを切り替えるのは、おもに外部からの刺激や環境の変化です。熱や圧力といった物理的な要因、食べ物や喫煙、環境ホルモンなどの化学的要因、そしてショッキングなことや興奮、感動、怒りといった精神的な要因も、遺伝子のスイッチとなります。

村上先生は、特に良い遺伝子をオンにするためのスイッチとして、次の八項目を推奨されています。

①環境を変えてみること。
②生きがいをもつこと。
③他人と比較せず、自分のペースで生きること。
④明るく前向きなプラス思考で生きること。
⑤笑いと感動、感謝のある生活をすること。
⑥強い目的意識をもつこと。
⑦人との出会いを大切にすること。
⑧世のため、人のために生きること。

笑いは、良い遺伝子にスイッチを入れて、目覚めさせてくれるとても重要な役割をしているのです。

コラム

村上和雄先生のこと

一九三六年、奈良県に生まれた村上先生は、京都大学農学部を卒業後、アメリカオレゴン医科大学へ留学されました。それまでの先生は、物事に燃えるタイプではなく、成果も上がらなかったそうですが、新天地アメリカに渡ったことで、眠っていた遺伝子にスイッチが入り、突如、やる気人間になったとか。

その後、米国バンダビルト大学医学部助教授を経て、七八年、帰国され、筑波大学応用生物化学系教授となり、遺伝子の研究に打ち込まれます。

八〇年代初頭、電子工学の世界では、フランスのパスツール研究所やアメリカのハーバード大学など、錚々《そうそう》たる研究機関が「ヒト・レニン遺伝子」の解読に鎬《しのぎ》を削っていました。村上先生率いる筑波大学のチームもまた、その一つでした。

当時、筑波大学は、創立一〇年ほどの若い大学。村上先生は、そこの学生たちと

「朝起き、正直、働き」を合言葉に、睡眠時間を削り、まさに命がけで研究に没頭されたといいます。

そして、一九八三年、世界に先駆けて「ヒト・レニン遺伝子」の解読に成功したのが、他ならぬ村上先生のチームだったのです。

村上先生は、長年にわたる遺伝子研究の末、

「これほどまでに精巧な生命の設計図はどうしてできたのか。偶然にできたとは考えられない。そこには、科学の常識や人智を超えた大きな存在、『サムシング・グレート（偉大なる何者か）』を想定せずにはいられない」

とおっしゃっています。

先生ご自身が、ユーモアセンスに富んだ、素晴らしいお人柄なのですが、近年は、笑いによって血糖値を下げ、糖尿病の治療に役立てようと研究を進めておられます。糖尿病の話は、第４章で紹介しましょう。

笑いと日本人

日本の国は笑いから生まれた

人間は生まれながらに笑いのＤＮＡをもっていますが、私たちが住むこの日本という国そのものが、神代《かみよ》の時代、笑いによって生まれたという説があります。

日本の国のはじまりは、神話の中に語られていますが、笑いの場面としては、『古事記』にある「天岩戸《あまのいわと》の物語」が有名でしょう。ちょっと紐解《ひもと》いてみましょう。

太陽の神様、天照大神《あまてらすおおみかみ》には、素戔嗚尊《すさのおのみこと》という弟神がいらっしゃいました。あるとき、素戔嗚尊が高天原《たかあまはら》で大暴れをし、それを怒った天照大神は天岩戸の中に隠れてしまわれました。そのため、天地は真っ暗になってしまったのです。

そこで、八百万《やおよろず》の神々は、何とか天照大神に天岩戸から出てきていただこうと一計を案じます。それは、天宇受売命《あめのうずめのみこと》という女性の神様に素晴らしい踊りをしていただくというものでした。

天宇受売命は、日影蔓《ひかげかずら》をたすきにかけ、真拆蔓《まさきかずら》を髪飾りにして、笹の葉を持ち、岩戸の前で、素晴らしい踊りを披露されました。それはそれは神がかりした踊りで、今でいうところのストリップショーのようなものでした。

それをご覧になっていた八百万の神様たちは、やんややんやの大喝采です。笑って笑って大いに笑い転げて、はやし立てました。

天岩戸の中から外の様子をうかがっていらした天照大神も、これだけ楽しそうな笑い声に、いったい何が起こっているのかと、そっと岩戸を開けられました。それを待ち受けていた力持ちの神様・手力男命《たぢからおのみこと》がエイと岩戸を引き上げられて、天照大神を外へ連れ出したのです。

これによって、天地は再び太陽の恩恵にあずかることができたのです。

その後も、時代ごとに素晴らしい笑いが生まれています。『万葉集』には笑いを誘う歌が多く見られますし、『古今集』『新古今集』をはじめとする古い文献のいずれにも、笑いの伝統が受け継がれています。

そして、時代が近代から現代へと進む中、芸術、演劇、文学と、あらゆるジャンルに笑いが含まれていきました。短歌、連歌、俳諧、狂言、歌舞伎、落語、漫才、漫談、そしてコメディー。庶民の中に、笑いがいっぱい溶け込んで、日本社会は今日まで発展してきているのです。

笑いと信仰

古来、日本人が信仰してきた宗教、特に神道は笑いについて強調し、重要視してきました。

歴史学者の樋口清之氏によると、日本の宗教儀式における笑いには、神を祭る資格をもった人間の笑い、参列者の笑い、神の笑い、といった三つの型があるとしています。

神の笑いの代表格が「七福神信仰」でしょう。

エビス顔で知られる恵比寿さま、円満な顔で微笑《ほほえ》まれる大黒天さま、唯一の女神でいらっしゃる弁財天さま、にこやかなお顔の福禄寿さま、長寿の神様・寿老人さま、そして大きなお腹の布袋《ほてい》さま。この六人の神様に共通しているのが、皆さん、笑顔でいらっしゃるということです。

唯一、毘沙門天《びしゃもんてん》さまだけはいかめしいお顔をしていらっしゃるのですが、「笑う門には福来る」の諺《ことわざ》が示すように、今も愛され続けている七福神信仰と「笑い」には深いつながりがあるようです。

笑いと儀式

各地に伝わる祭りや宗教的儀式にも「笑い」に関係するものが残っています。そのいくつかを紹介しましょう。

【笑い祭り】

和歌山県日高川町の丹生《にう》神社で、毎年一〇月一〇日に行われるお祭りです。

神代の時代、氏神さまであった丹生津媛命《にうつひめのみこと》が、出雲の国で毎年、神無月《かんなづき》（一〇月）に行われる神様の会議に遅れてしまいました。しかも、どこかで木の枝にひっかけたのでしょう、衣服を取られ、真っ裸。その姿を笑われたことを悲しんで、神殿にこもってしまったそうです。そこで、心配した村人たちが媛命さまを慰めようとして始まった行事ということです。

まず天狗と鬼が向き合って高笑いをした後、お神輿《みこし》を繰り出し、「ヨハラクジャ、イエハラクジャ（世は楽じゃ、家は楽じゃ）、ワラエ、ワラエ」という鈴振りの音頭で、数回高笑いを繰り返す、という行事です。

【笑い講】

山口県防府市大道地区に伝わる儀式です。毎年一二月の最初の月曜日に行われます。世襲制によって受け継がれてきた二一名の戸主が、行事を司ります。

紋付袴《もんつきはかま》姿の戸主は、まず酒で口元を清めます。そして二人一組になり、神職の太鼓に合わせて「ワッハッハ」と三回、大笑いをします。最初の笑いはその年の豊作を祝って、二度目の笑いは翌年の豊作を祈って、そして三度目の「ワッハッハ」は、苦しみや悲しみを忘れるため、という意味があるそうです。笑いに勢いがなければやり直し。鎌倉時代の初期から八〇〇年以上も続いている行事です。

【酔笑人《エヨウド》神事】

名古屋市の熱田《あつた》神宮に伝わる神事で、俗称「熱田オホホ祭り」。由来碑によると、ご神体であった草薙《くさなぎ》の神剣がかつて盗難にあい、それが一八年後に戻ってきたことに村人が狂喜して大笑いしたことが始まりとされています。毎年、旧暦五月四日に行われます。

まず、唐櫃《からびつ》から取り出した神面を、下座の二人が扇で叩きながら笑います。他の人々も、左右に向き合いながら同じことをして、最後に一人を中心に三回、大笑いをするというものです。

【オコゼの行事】

三重県尾鷲市に伝わる神事です。

まずお神酒《みき》をいただいた後、懐中にオコゼを入れた祭りの当番が真ん中に座ります。氏子が「オコゼを見せてくだされ」といいますが、当番は「イヤイヤ見せ申すまい。皆の衆がお笑いなさるであろうがゆえに」と応えます。氏子はなおも、「笑いますまい。一目でよいからお見せください」と願います。そこで、当番が少しだけオコゼの頭を見せると、いあわせた一同がいっせいに「ワッハッハ」と笑います。このやり取りを三回繰り返すうち、儀式としてではなく、自然と笑ってしまうという行事です。

笑う門には福来る

現代における日本人の笑い

これまで見てきたように、日本人は、神代の時代から笑いを大切にしてきた国民ではありますが、男子笑うべからず、という風習があったことも事実です。

武士の世界には、「三年で片頬」という言葉がありました。これは、片頬を動かす程度の笑いすら三年に一度という意味です。

また、明治維新という素晴らしい大改革の最中では、富国強兵・殖産興業の下、やはり日本男児は笑わないことが美徳とされていました。

そんな歴史もあって、現代でも日本人の男性は笑うことに抵抗を持っている人が少なからずいるようです。正確にいうならば、「大笑い」する男性が少ないのです。

これには、日本人が農耕民族であったことも関係しているようです。小さな村社会の中、協調の精神を重んじてきた日本人は、相手を立てること、相手を慮《おもんぱか》ることを大切にしてきました。それはそれで、素晴らしい国民性となっているのですが、残念なことに、自分の感情表現を最小限に抑えるという特質をも生み出してしまったのです。

それが今に伝わり、いわゆる「ジャパニーズ・スマイル」、「シークレット・スマイル」とも称される、日本人独特の笑いを形成しているのです。

顔の表情をあまり変えずにする「薄笑い」。

特別におかしくもない場面で笑う「愛想笑い」。

この笑い方は、外国の人には、理解しがたい、不思議な笑いであるようです。

本来は笑い好きの国民

村社会という枠の中、感情表現を抑えてきた日本人ではありますが、先にみたように、神代の時代から、本来は笑いに満ち溢れた国民でした。

新しい生命の誕生は笑いをもって迎えられます。逆に、命が終わるとき、死の瞬間には笑いはありません。

そのことから、笑いは生の世界を象徴します。陽気で明るく、プラスのエネルギーに満ちているのが笑いです。

つまり、日本という国は、プラスのエネルギーに満ち溢れた国なのです。

欧米人や東南アジアの人々は、しばしば大笑いをします。横隔膜を激しく振動させて、ときには痙攣《けいれん》させながら「ワッハッハ」と笑います。大きく息を吸い込んで、それを全部吐き出して笑ったかと思うと、再び大きく息を吸い笑い続ける。まさに哄笑《こうしょう》。そして大勢に広まって爆笑となります。

日本人が唯一、そんな爆笑をする場が、寄席でした。ここでは、日本人も欧米人に負けないほどに横隔膜を振動させながら大笑いしています。日ごろ抑制されている感情を、ここで思い切り吐き出すかのように。これを見ても、日本人が本来、笑いに満ちた人種であることがわかると思います。

笑いは万国共通語

イヌやネコ、ニワトリにウシ。動物たちの鳴き声は、不思議なもので各国、表現がまちまちです。

イヌなら、ワンワン（日本）、バウワウ（アメリカ）。

ネコなら、ニャーニャー（日本）、ミューミュー（アメリカ）。

ニワトリは、コケコッコー（日本）、コッカドゥードゥルドゥー（アメリカ）。

こんなにいろんな形で表現されているのに、人間の笑い方だけは、各国共通だということを、ご存じでしたか。

日本語でも英語でも、「ワッハッハ」なんです。

こんなエピソードがあります。

数年前、スウェーデンのマスコミが私を取材にやってきました。もちろん、笑いについての取材です。しばらく取材を受けた後、せっかくですから、スウェーデン語で笑いましょうと申し出てみたのです。そこで、あなたの国では、どうやって笑うのですか、と聞いてみました。

するとどうでしょう。なんと彼は、「ワッハッハ」と笑ったのです。日本語とまったく同じだったのです。

ニコニコする表現も同様ですが、笑いというものは万国共通のものなのです。

私は、これも神様が仕掛けたことだと思っています。

「正しいことよりも、明るいことの方が大事なことである」という素晴らしい言葉があります。

正しいこと、正義といってもいいでしょう、これは立場や宗教によってまったく逆になってしまう場合もあります。けれど、明るいこと、明朗であること、そして笑うということは、絶対的なものなのです。

ですから、笑い方、笑い声を万国共通にすることによって、神様は世界中が平和であるようにと願ったのではないでしょうか。

笑いこそ、世界平和のための偉大な、そして絶対的なツールなのです。

第2章

笑いの三点セット

――笑い・笑顔・ユーモア

発声としての「笑い」

笑いを構成する三つの要素

笑いには、三つの要素があります。

一つは、発声としての「笑い」です。「ワッハッハッハ」とか、「オホホホ」とか、「アハハハ」など、笑い方は様々ですが、声を出す「笑い」のことです。

二つ目は、表情としての「笑い」です。英語の「Smile」、「笑顔」のことです。

そして、三つ目が話術としての「笑い」。エスプリの効いた話術、ジョークを交えた話術、日本には駄洒落《だじゃれ》なんていう文化もありますが、それらを総称して、ここでは「ユーモア」と区切ってみましょう。

発声としての「笑い」、「笑顔」、そして「ユーモア」。この三つの要素が織り成して、広い意味の笑いとなり、素晴らしい効果をもたらすのです。

では、その一つひとつについて、どのような効果があるのかみてみましょう。

悲しいときこそ笑いましょう

落語を聞いたとき、面白い本を読んだとき、コメディー映画を観たとき、家族で実に愉快なことがあったとき、友人と馬鹿騒ぎをしているとき、恋人と楽しい会話が弾むとき……。

私たちは様々な場面で、声を出して笑います。時には大笑いしながら涙を流すこともあるでしょう。楽しいとき、愉快なときに笑うのは大変にナチュラルなことで、それはそれで大いに結構なことです。

ところで、社会的動物である私たち人間には、楽しいこと、愉快なことばかりがあるわけではありません。

辛いときもあります。悲しいときや情けないときもあります。腹が立ったり、どこかが痛かったり、大げさにいえば、屋上から飛び降りて死んでしまいたくなるほどに落ち込むときもあります。

私は、そういうときにこそ、声を出して笑うことをお奨《すす》めします。辛いとき、悲しいときにこそ、腹の底から大きな声で笑ってほしいのです。

そうすると、たちまちにして心の憂《う》さ、体の痛みがなくなるものなのです。あらあら不思議と消えていくのです。

こういうお話をしますと、あなたはプロだから、辛いときにも「笑う」ことができるでしょうが、普通の人は、傷ついたり、落ち込んだりしたときに笑うなんてこと、とてもじゃないができませんよ、とおっしゃる方がいます。

いいえ、人間は、悲しいとき、辛いときでも笑える動物です。

「顔で笑って、心で泣いて」という素敵な言葉がありますが、皆さんもたぶん、一度や二度は経験されていると思います。

恋人と別れた直後、それでも仕事があって、涙を見せず、お客さんを相手につくり笑いをした経験はありませんか。家族が病気になってしまったとき、それでも外では陽気に振舞わなければならなかったという経験はありませんか。

心の中の状況とは無関係に、笑わなければならない環境に置かれたとき、人間は無理をしてでも笑うことができる動物です。

その「無理をした笑い」を、もっと積極的に取り入れてほしいのです。

つくり笑いの技術

「無理をした笑い」を積極的に取り入れるには、多少の技術を要します。詳しくは第5章の「笑いのトレーニング」で紹介しますが、簡単な練習方法をお教えしましょう。

その一つが、呼吸法による「笑い」です。

呼吸を断続的、連続的に吐き出すだけでいいのです。

まず、「ワ・ハ・ハ・ハ」と一つ一つ区切って息を発します。これが断続的な呼吸です。

次に、それを連続させて「ワハハハハ」とつなげてみましょう（連続的呼吸）。そこに、音声のスイッチを入れて、腹の底から「ワッハッハッハッハ……」。

どうですか。笑いになってきたでしょう。「笑い」とは、感情ありきではありません。呼吸法で笑うこともできるのです。

まだまだちょっと難しいと思われる方のために、もっと手軽にできて、それでも笑いに匹敵する効果を得られる方法をお教えしましょう。

顔の表情筋を使った「つくり笑い」です。

目の周りの筋肉「眼輪筋」と、頰の筋肉「大頰骨筋《きょうこつ》」をくっつけてみてください。次のページのイラストのように指を使って挟んでみると、より簡単にできるでしょう。

顔面フィードバック効果

この表情のまま、口で「ハハハ」と笑ってみましょう。これがつくり笑いの原型です。これなら、どなたにも簡単にできます。

人に見られて恥ずかしいようであれば、顔を隠してやってみてください。

どんなに悔しいことがあっても、どんなに悲しいことがあっても、この「つくり笑い」をするだけで、あらあら不思議、気分がすっかり落ち着いてしまうという現象が必ず起こります。

これは、顔面フィードバック効果によるものなのです。

一九世紀後半、アメリカの心理学者ウィリアム・ジェームズ氏と、デンマークの学者

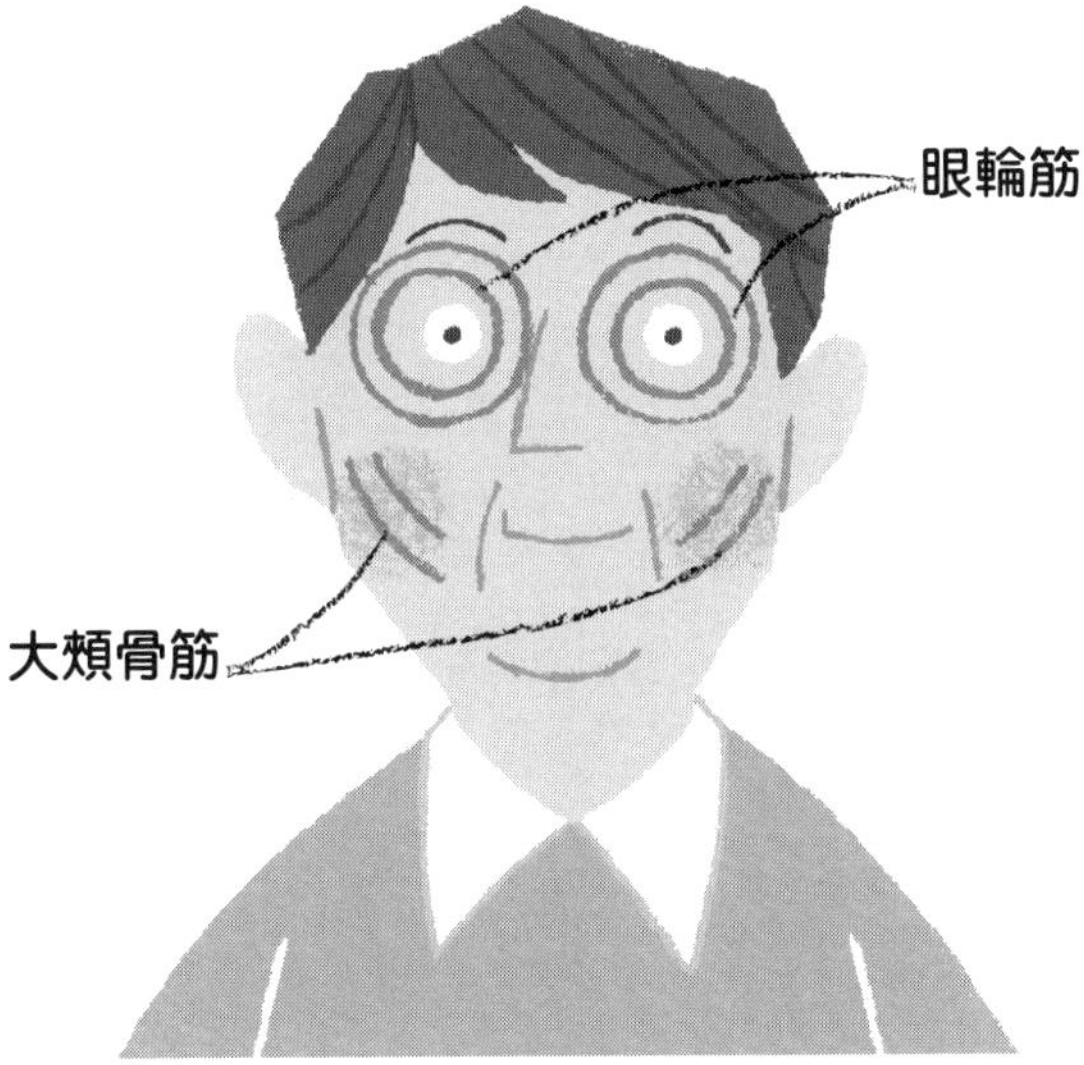
眼輪筋
大頬骨筋

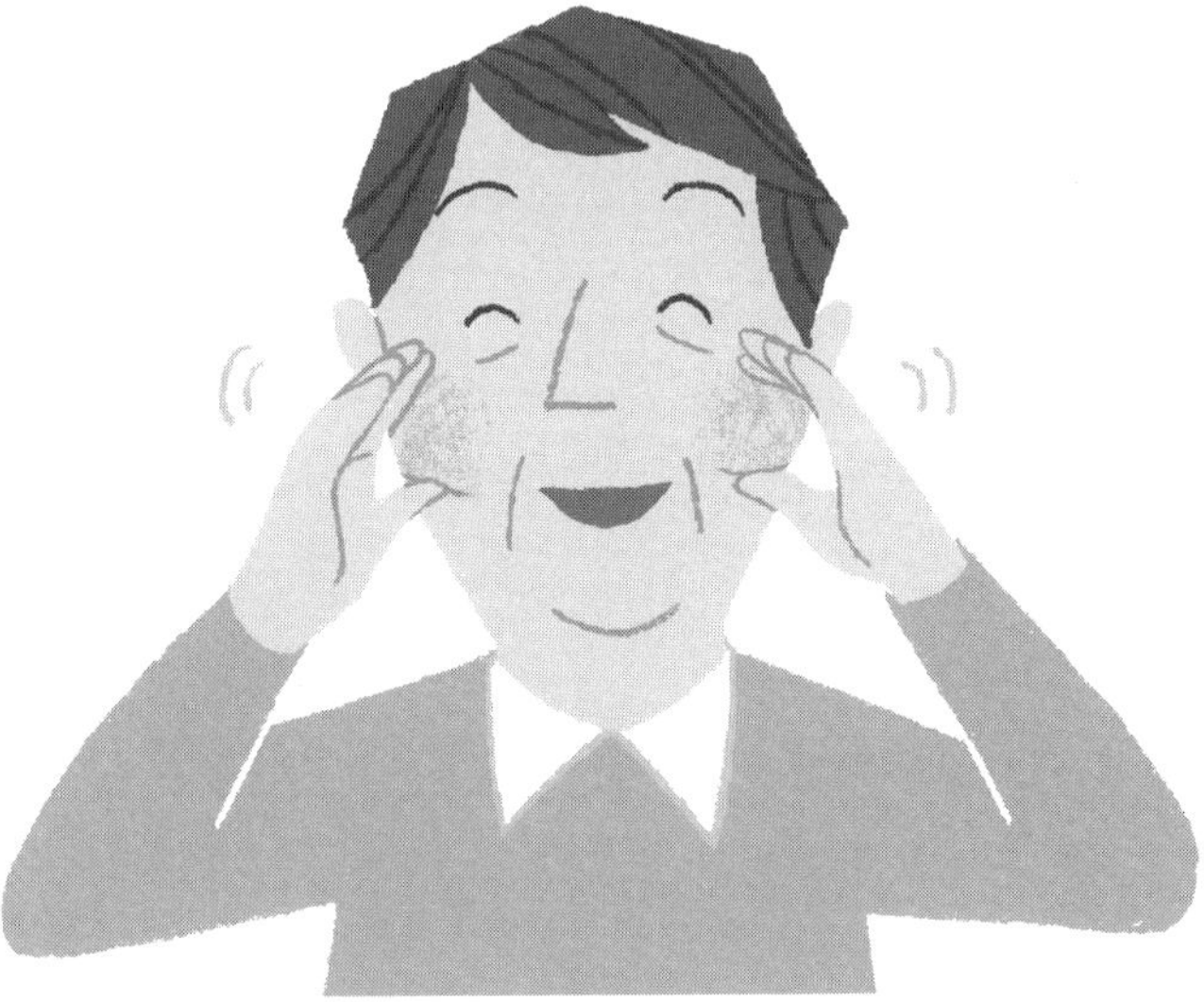

カール・ランゲ氏によって提唱された説で、自然な微笑みのときにつくられる大頬骨筋と眼輪筋の動きが脳にフィードバックされ、脳内ではその表情に相応した感情を起こすプログラムが働き、笑顔のときには楽しい感情が湧いてくる、というものです。

また、脳の温度は一定に保たれているのですが、顔の表情筋が動くことで、顔面の血液循環が活発になり、脳内の血液温度が下がることもわかっています。脳内の血液温度が下がると、快適な感情が湧くため、やはり、笑顔をつくると明るい気分になれるのです。

笑うから元気が出る、笑うから楽しくなる、笑うから嬉しくなるのです。

楽しいから笑う、嬉しいから笑う、それだけではなく、もっと積極的に笑いを取り入れていくことで、自分の人生をもっともっと楽しく過ごすことができるのです。

いい笑いと悪い笑い

笑いにはいろいろな種類があります。日本語だけを見ても、笑いを表す言葉は三〇種類以上あるといわれています。これらを、「大きな笑い」、「真ん中の笑い」、「小さな笑い」というように、笑いを大中小に分けてみましょう。

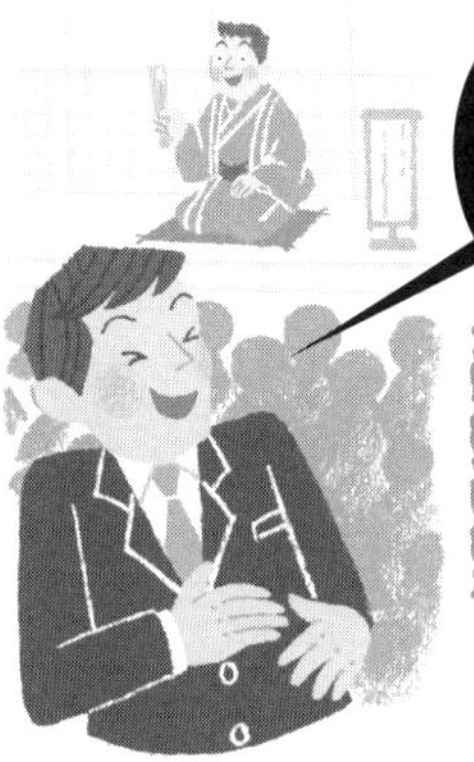

大きな笑い

大笑い
高笑い
豪傑笑い
哄笑
爆笑

真ん中の笑い

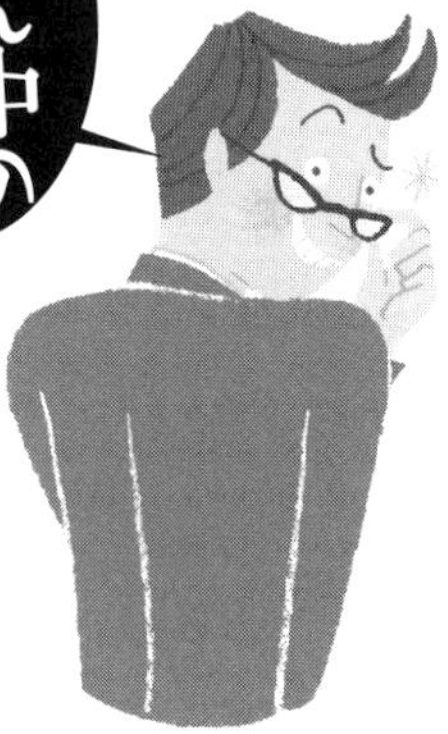

追従笑い
馬鹿笑い
世辞笑い
薄笑い
愛想笑い
忍び笑い
含み笑い
盗み笑い
薄ら笑い
つくり笑い

冷笑
嘲笑
苦笑
失笑
媚笑
嗤笑

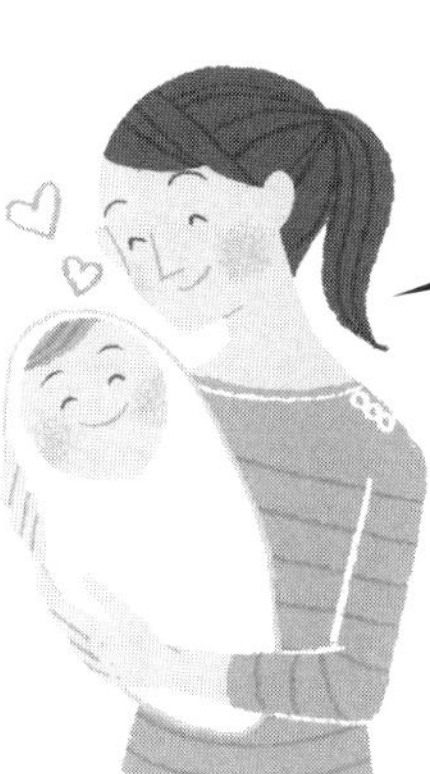

小さな笑い

微笑
愛嬌笑い
思い出し笑い
独り笑い
照れ笑い

「大きな笑い」とは、日本語でいうところの「大笑い」、「高笑い」、「哄笑《こうしょう》」、そしてみんなで笑う「爆笑」のことです。これらは実に素晴らしい笑い、三重丸の笑いです。

「小さな笑い」とは、「微笑」、つまり微笑《ほほえ》みのことです。これも三重丸の素晴らしい笑いです。

問題なのが、「真ん中の笑い」です。例えば、冷やかな笑いである「冷笑」、苦笑いである「苦笑」、嘲《あざけ》り笑いである「嘲笑《ちょうしょう》」、そしてせせら笑いである「嗤笑《ししょう》」。これらは曲者《くせもの》です。いわゆる「悪い笑い」、「バツの笑い」です。

心が歪むと笑いも歪む

「笑う」ということは、相手を褒《ほ》め称えたり、感嘆したり、あるいは自分の喜びといったことを表す感情表現の一つです。そこに大きな声が出れば「大笑い」、みんなで笑ったら「爆笑」、声を出さずに穏やかに笑えば「スマイル」となります。そして、笑うことで、自分が楽しくなるだけではなく、周囲も楽しくなり、幸せな気分になるのです。

ところが、人間は高等で、かつ複雑な動物ですから、様々な感情をもっています。

笑いにも、相手を馬鹿にしたり、けなしたり、攻撃するものがあるのです。これが「真ん中の笑い」で、幸せになるための「笑い」とはまったく逆の効果をもたらしてしまいます。

顔の表情を見ても、「大きな笑い」と「小さな笑い」は、左右のバランスがとれて、実に美しい笑顔になります。

ところが、「真ん中の笑い」は、ざまあミロ、馬鹿野郎といった歪んだ表情になるために、実に醜いものとなってしまいます。心が歪んでいますから、顔も歪んでしまうのです。

「真ん中の笑い」は絶対に使わないようにしましょう。

ア行とハ行でつくる、いい笑いと悪い笑い

ここでちょっと視点を変えて、面白い笑いの区分をしてみましょう。

まず、「あいうえお」と「はひふへほ」を縦一列に並べて書いてみましょう。

あ・い・う・え・お
は・ひ・ふ・へ・ほ

これを上から、連動させて笑ってみましょう。

まずは、「あ」と「は」の連動で、「アハハハ」。実に豪快な笑いです。これはやはり素晴らしい笑い、三重丸の笑いです。

二番目が、「い」と「ひ」で、「イヒヒヒ」。どうでしょう。ちょっといやな笑い方ですね。これはバツ、悪い笑いです。

三番目は、「ウフフフ」。これも含み笑いといって、腹に一物のある、陰にこもった笑いです。決していい笑いではありません。女の子がかわいらしく「ウフフフ」と使うこともありますが、一見かわいらしいですけれど、意外に計算している場合の笑いでもありますから、男性諸君は騙されてはいけません。

四番目が、「エヘヘヘ」。これはおべんちゃら笑い、へつらい笑いといいます。失敗をごまかすときにも使います。やはり、いい笑いではありません。

最後の「オホホホ」。これは昔でいうおちょぼ口の女性の笑い方です。お上品で、とてもいい笑いですね。これも三重丸の笑いです。

こう見ると、やはり、一番上と一番下が良質の笑いで、真ん中にある笑いは、推奨できない笑いとなります。

いい笑いを積極的に取り入れて、悪い笑いは使わないように心がけることが大切です。

「笑い」とは、とにかく明るく、元気に、フランクに、自分の感情を表現するためにあるものです。自分が幸せであることを示し、それによって周囲も幸せであると感じられる笑いでなければなりません。腹に一物をもってはいけないのです。

コラム

おちょぼ口は絶滅したのか⁉

昔から日本には、「おちょぼ口」という素敵な言葉がありますが、このおちょぼ口、日本ではすでに絶滅したという説があります。

その理由としては、女性の社会的進出が進み、権威も高まってきたため、それに伴って女性の口がだんだん大きくなってきたから、ということです。

この傾向は、世界的なものとされています。女性が元気になることは素晴らしいことですが、おちょぼ口がなくなってしまうのは、ちょっと寂しい気もします。

ただ、この地球上で、おちょぼ口が残っている国がただ一つあるそうです。世界中で一番広い国土をもつ国、そして世界中で最も寒い国の一つ、ロシアです。

ロシアは極寒の国。大きな口では冷たい空気がたくさん入ってきて風邪を引いてしまいます。そのため、ロシア女性の口は大きくならないのだとか。

まあ、この話は眉唾《まゆつば》でしょうけれど……。

表情としての笑い「笑顔」

いつでもニコニコしていたいもの

笑いの要素の二つ目は、表情としての「笑い」です。英語の「Smile」、ニコニコとした笑顔のことです。

人間がニコニコしてはいけない場面というものは、ほとんどありません。

例外として、お葬式など死に関わる場合には差し控えなければいけませんが、それ以外には、ほとんどの場面で許される表情です。いえ、むしろほとんどの場面を笑顔で過ごしたいものです。常にニコニコしていることは、素晴らしいことです。

ただ、先ほども触れましたように、人間は高等かつ複雑な動物ですので、心の中には様々な感情が芽生えます。不機嫌なときもありますし、面白くないときもあります。

そんなときには、どうしてもその感情が顔に出てしまい、仏頂面《ぶっちょうづら》になったり、怒ったような顔になったりしてしまうものです。

けれど、やはりどんなときでも、笑顔でいることをお奨《すす》めします。

中には、自分の顔なのだから、どんな表情をしようと勝手ではないかとおっしゃる方もいます。

それは大きな大きな間違いです。

あなたの顔はあなたのものではありません

私たちがもっている顔は、決して自分のためにあるのではありません。他人様に見てもらうためにあるのです。

その証拠に、自分の顔を自分で見る機会はごくごく限られています。たいていの人は、鏡を通してのみしか、自分では自分の顔を見ることはできません。

最近では、電車の中で化粧をする女性も増えてきました。男性だって、鏡をよく見る時代です。しかし、電車の中で鏡を見ているその姿だって、他人様に見られていることを忘れてはいけません。

写真やビデオで自分の顔を見ることはできますが、それにしても他人様に見られている時間に比べれば、ごくごく短い時間です。

そうなのです。一日二四時間のうち、あなたの顔は圧倒的に他人様が見るものなのです。

人間が、他人様に顔をさらしている社会的動物である以上、私の顔だから、自分の顔だから、どんな顔をしていても勝手じゃないか、というのは通用しません。今日は気分が優れないから、腹が立ってしょうがないから、などという理由で、ブスッとしていてはいけないのです。

他人様に見せている顔なのですから、無理してでもニコニコしている義務が人間にはあるのです。

世のため、人のために

ニコニコしていると、周りの人から「あなた、笑顔が素敵ですね」と必ずいってもらえます。

そういわれると嬉しいですよね。いい気分になります。

私は、いつもニコニコしていますから、「あなたの笑顔は素敵ですね」と、よく褒《ほ》めていただきます。とても嬉しいことです。

とはいえ、この私だって、時には気分の悪くなるときもあります。今日くらいはちょっと勘弁してもらって、難しい顔をしてやろうと思ったりもします。

でも、イヤ、待て待てと思い直します。いつも皆さんに笑顔が素敵だと褒めてもらっているし、本当は辛いけれど、やはりニコニコしていようと思うのです。

そんな心の内など他人様にはわかりませんから、私が無理をしてニコニコしている姿を見て、「あなたは本当にご苦労がないのですね」、「いつも素敵な笑顔でいいですね」といっていただきます。それがまた私を幸せにしてくれるのです。頑張って笑顔になって良かった、と思うのです。

それで人間関係がよくなります。

商売も繁盛します。

すべて好循環していくのです。

そして、周囲にいる皆さんをも幸せにしていくのです。その輪が広まれば、人類平和につながります。

ですから、どんな場合でも、どんなときでも、ニコニコしていることが大切です。

よく、「世のため、人のために」と言います。

けれど、残念ながら、一〇〇％「世のため、人のため」と考えることは不可能です。それができるのは神様くらいです。

ただ、ちょっと修行し、努力をすれば、五〇％は自分のため、残り五〇％で「世のため、人のために」を実践することができます。

それが、いつでも、どんなときにでもニコニコしていることです。

五〇％だって、大変なことです。遠慮せず、五〇％は自分のためと考えましょう。けれど、残り半分は「世のため、人のため、地球のため、宇宙のために」という生き方を心がけていただきたいのです。

寝ているときもニコニコと

電車の中で眠っていらっしゃる方のほとんどが、怖い顔をしています。けれど、電車の中で寝るときにも、ニコニコしていなければいけません。その姿を見ている人のために、です。

そんなことは無理なこと、とお思いですか。

無理ではありません。

いつも腹が立っているから、怖い顔になるのです。心がいつもハッピーでルンルンしていれば、顔もニコニコしてきます。眠っているときだって筋肉が緩んで、ニコニコしていられるのです。

赤ちゃんの顔がそうでしょう。天真爛漫《らんまん》。邪心がないのです。だから眠っているときの顔もかわいらしいのです。

いつでも元気で、イキイキ、ワクワク、そしてハッピーでいられるために、次の三つのことを試してみましょう。

まず、いつも笑顔でいること。

次に、大きな声で、ハキハキと話すこと。

三つ目は、背筋を伸ばして、胸を張って歩くこと。

八〇歳のお年寄りでも、いつもニコニコしていて、ハキハキと話して、背筋を伸ばしていたら、当然、若々しく見られます。

この、いつも笑顔でいることを「陽相」、ハキハキと話すことを「陽言」、背筋を伸ばして胸を張って歩くことを「陽動」といいます。第3章の「笑いと脳」で詳しく述べますが、この三つを実行すると、常に気持ちが明るくなり、プラス思考になります。

そして、寝ているときですら、赤ちゃんのように素敵な笑顔でいられるようになるのです。ぜひ、実践してみてください。

ほほえみの効用

「笑いの効用」については、第4章で詳しく述べますが、一足早く、「ほほえみの効用」について、紹介しておきましょう。いつもニコニコしていると、次のようないいことがあるのです。

①食事がおいしい。
②呼吸が整い、心臓が楽になる。

③血圧が安定し、血液が浄化される。
④焦りやイライラがなくなる。
⑤疲れが早くとれ、ぐっすりと安眠できる。
⑥肩の力が抜けるので、姿勢が正しくなる。
⑦目がきれいになり、顔が美しくなる。
⑧言葉が優しくなり、声が澄んでくる。
⑨他人の言葉が素直に聞ける。
⑩花や風の心がわかり、植物や動物とも語れる。
⑪仕事に張りができ、人生が楽しくなる。
⑫ほほえみは磨くほど効果が大きい。
⑬ほほえみは、どんな逆境にも、不退転の勇気をくれる。

コラム

感謝と感動を忘れずに

私がいつもニコニコ笑顔でいられるのは、感謝と感動の気持ちがあるからです。

朝、起きたらまず、お天道様《てんとう》に向かって、「今日という日を与えてくださってありがとうございます」と感謝します。夜は、お月様やお星様に向かって、「今日も一日、幸せにすごすことができました。ありがとうございます」と感謝します。

散歩の途中で出会った、ワンちゃんやネコちゃんを見て、「なんて可愛いのだろう」と感動します。近寄って、頭を撫《な》でさせてもらうこともあります。「可愛いですねえ」といいますと、飼い主さんにも喜んでもらえます。

登校途中の子供に出会うときには、もっともっと感動します。子供というのは、本当に可愛らしいものです。電車の中で、お子さん連れの乗客に会うと、必ず近寄って話しかけます。

こんな風に、目にするもの、耳にするもの、出会うものすべてに感謝と感動の気持ちをもっていると、いつも心が穏やかになり、自然と笑顔になるのです。

特別に難しいことではありません。皆さんも、日常のちょっとしたことについて、もっともっと感謝と感動をしてみてください。

話術としての笑い「ユーモア」

ユーモアは一朝一夕にしてならず

笑いの要素の三つ目は、「ユーモア」です。

ユーモアの語源は、ラテン語の「フモール」で、これは人間の体液を表します。体液とは、血液やリンパ液、消化液など動物が生きていくためになくてはならないものですが、ユーモアもそれくらい、人間が生きていく上で必要不可欠なものなのです。

ところが、ユーモアというのは、非常に高等な話術ですので、一朝一夕に会得できるものではありません。

最もユーモアセンスに富んだ国民は、ジェントルマンシップの国、イギリス人です。ジェントルマンたる条件として、まずユーモアのセンスがあること、そしてフェアプレー精神をもっていることが課せられています。そのため、イギリスの皆さんは、まだ幼い頃から親にユーモアのセンスを叩き込まれて育ちます。家庭生活の中だけではなく、学校生活の中でも、クラスメイトや先生たちとのコミュニケーションを通して、そのセンスを磨いていくのです。

イギリスは、古くからヨーロッパ大陸の国々と、複雑でややこしい外交関係の中で歴史を重ねてきました。そのために、外交的な駆け引きの一つとして、ユーモアという高度な話術を磨いてきたのだと考えられます。ヨーロッパは昔から戦争の多い地域でしたが、もし、ユーモアというものがなかったら、もっともっと多くの血が流れていたのかもしれません。

日本人はユーモア下手

では、私たち日本人はどうでしょう。

第1章でも触れたように、日本は神代の時代から笑いが続いてきた国です。ところが、残念なことに、ユーモアに対する感性は決して高くはありません。

面白いな、楽しいな、ユーモアがいっぱいだな、と感じること、つまりユーモアの受信についてはそこそこ得意としていますが、それでも鈍い人はいます。同じ話を聞いても、五人いれば、きょとんとしている方が一人はいます。それでも、ユーモアを受け取るセンスは捨てたものではありません。

問題なのが、発信すること。ユーモアを発するということが、日本人はとても下手くそなのです。

日本は島国ですので、他民族とのいさかいが少ないまま歴史を重ねてきたことが原因だと考えられます。今の政治を見ても、日本は外交的な駆け引きを得意としていません。外交に限らず、日本の政治家ほど石頭で朴念仁《ぼくねんじん》はいません。政治家の皆さんには、もっともっとユーモアのセンスを磨いてもらいたいものだとつくづく思います。

とはいえ、ユーモアのある話術を発信するには、大変な技術を要します。そのためのトレーニング方法については、第5章で詳しくお伝えすることにいたしましょう。

政治家の発言にみるユーモアセンス

ユーモアのセンスが最も求められる職業が政治家です。

イギリスの政治家には、やはりユーモアを得意とする方々が多くおられますが、その代表例として、チャーチル元首相のエピソードを二つ、紹介しましょう。

チャーチル首相が、アメリカ大統領に接見するためにワシントンＤＣに赴いたときの話です。

秘書官はじめ多くの側近たちと、ホテルに泊まっていたのですが、火急の用事が入り、秘書官が首相の部屋をノックしました。首相はたまたま入浴中でした。けれど、秘書官があまりにも慌《あわただ》しくノックをしたため、何事かと思い、急いでバスルームから出てきたのです。出てきた首相の姿を見て、秘書官は驚きました。なんと、スッポンポンだったのです。秘書官はびっくりして、「首相、その格好はなんですか」と聞いたところ、チャーチルさんはこう応えたのです。

「いやいや、私はこの通り、アメリカ大統領に対して一切の隠し事がないということさ」

またあるとき、イギリスの議会である統計について問題になり、与党と野党の議員がかなり揉めていました。この統計の示す数字の裏は、実際、どうなっているのかと、喧々囂々《けんけんごうごう》、それは凄まじい議論になりました。そこでチャーチルさんが発した一言。

「諸君、そうそう角を立てないように。統計というものは、グラマーな美人が着ているビキニのようなもの。肝心のところはちゃんと隠してあるものさ」

これにはみんなが爆笑したそうです。

いかがです。日本の国会のように、口角泡を飛ばして、カリカリ怒ったり、野次ったり、というのとはちょっと趣きが違うのです。すべてにおいて、ユーモアが優先されていくのです。

選挙演説なども、いかに人を引き付けるか、ユーモアのセンスがあるかないかが問われます。ユーモアのセンスがない人は、あちらの国では政治家にはなれません。

元アメリカ大統領のレーガンさんにも、ユーモアに絡んだエピソードが残っていますので、紹介しておきましょう。

レーガンさんが、ピストルで狙撃をされたときの有名な話です。幸いにも命を取り留めましたが、瀕死の重傷を負って病院に担ぎ込まれました。意識はちゃんとあったようです。奥さんのナンシーさんが、慌てて病院に駆けつけました。彼女の姿を見たときに、レーガンさんが発した言葉が、

「ナンシー、ごめんね。弾をよけ損なっちゃったよ」

さらに続きがありまして、レーガンさんが手術室に運び込まれたときのことです。手術台を取り囲むドクターたちを仰ぎ見ながら、

「君たちは共和党員だろうな。民主党員はいないだろうな」

レーガンさんは共和党員でしたからね。

ユーモアは人生の潤滑油

それにしても、瀕死の重傷のときに、よくもそんなセリフを吐けるものです。かっこいいと思いませんか。レーガンさんが、いかに心にゆとりをもった、大らかな人であったかを物語るエピソードです。

そうなのです。ユーモアというのは「ゆとり」なのです。

非常に知的レベルの高いゆとりが言葉に出たものが「ユーモア」なのです。こうした感性で政治をしなければ、行き詰ってしまいます。

それは、人間関係すべてにおいて、当てはまることでもあります。ユーモアとは、人生の潤滑油でもあるわけです。

逆に、ユーモアがないというのは、ゆとりがないということ、知的レベルが低いということでもあるわけです。

ユーモアが、人間にとって必要不可欠なものであることがおわかりいただけたでしょうか。

日本人はあらゆる意味で世界一の民族であることに変わりはありませんが、ユーモアセンスの面だけを見ると、まだまだ子供です。私たちは、もっともっとユーモアセンスを磨いて、あらゆるところでユーモアトークを撒き散らしましょう。

ユーモアセンスのある人とは

あなたにはユーモアセンスがあるでしょうか。ここでちょっと、ユーモリストの条件をご紹介しましょう。

①物事のもつおかしみを、敏感に感じ取って、素直に笑える。
②落ち込んでいる人を、笑いで勇気づけることができる。
③一つの見方にとらわれず、柔軟な心をもっている。
④心にゆとりがあって、ささいなことでカッとすることはない。
⑤独立自尊の精神が強く、泣き寝入りをすることはない。
⑥あるがままの自分を、あるがままに眺めて受容できる。
⑦自分の失敗や欠点について客観的に話すことを恥ずかしがらずにできる。

②には、他者をいたわる思いやりの心が必要です。

笑いとは、人を救うものでなければいけません。人を刺す笑いを英語ではウィットといいます。また、営業として笑わせるのはコミックです。ウィットやコミックにどんな優れた才能があっても、それだけでは、真のユーモリストとはいえません。あくまで、他者を思いやる、優しい気持ちがなければならないのです。

また、⑦にあるように、自分の失敗談、過去に起こった恥ずかしい経験談を人前で話せる勇気もユーモアには必要です。自分を自慢する話は、決して喜ばれません。

コラム

ユーモアお国巡り

国民性を表すとても楽しい言葉がありますので紹介しましょう。

完璧なヨーロッパ人とは、ドイツ人のようにユーモアがあり、イギリス人のように料理がうまく、フランス人のように運転が静かで、イタリア人のように規律正しく、オランダ人ように気前がよく、スペイン人のように謙虚で、アイルランド人のようにいつも素面《しらふ》で、日本人のように自分の意見を明快に表現する。

これは、全部、逆のことですからね。もう一つ、紹介しましょう。

冗談を半分聞いただけで笑うフランス人、最後まで聞いてから笑うイギリス人、冗談を聞いてから一晩考えて笑うドイツ人、そのジョークは古いよ、語り口がもう一つだったねと、いつも茶々を入れるアメリカ人、ニコニコしているがまったく理解していない日本人。

これは、真実に近いかもしれません。

さらにもう一つ紹介しましょう。

豪華客船が沈没したとき、救命ボートが満員になってしまい、元気のある人はボートから飛び降りて、岸まで泳ぐことになりました。それを奨《すす》めるときの言い方で、国民性の違いを表したものです。

イギリス人に対しては、「あなたはジェントルマンでしょう」
ドイツ人には、「船長の命令だ」
イタリア人には、「飛び込むことは禁止されています」
アメリカ人には「生命保険をたくさんかけましたよ」
日本人には、「皆さん飛び込んでいますよ」

日本人の「みんなで渡れば怖くない」、といった気質をはじめ、各国の国民性をよく言い表していますね。こんなユーモアのある言葉って、とても素敵です。

日本語が生きるユーモア話術

ユーモアセンスの光る日本人

日本の政治家にはユーモアセンスのある人がとても少ないのですが、中には稀《まれ》に、ユーモアセンスに秀《ひい》でていらっしゃる方もおいでになります。特に有名なのが、吉田茂元首相です。彼は外交官でイギリス生活が長かったこともあり、ユーモアに満ちたエピソードに溢れています。

ここでは、筑波大学の学長になられたノーベル賞学者の江崎玲於奈《れおな》さんのエピソードを紹介しましょう。

江崎先生は、ノーベル賞受賞者として、あちこちから講演のお誘いを受けます。あまりに何度も、同じ内容を話してきたので、ちょっと飽きてしまった時期がありました。

あるとき、いつも運転手として同行していた人に、「今日は私の代わりに話してみないかい」といってみたところ、その運転手は快諾。いつも江崎先生の話を聞いていたので、すっかり覚えていたのです。

運転手は堂々と演壇に上がり、長々と、そして見事に講演しました。ところが、講演が終わったあとに、聴衆の一人が、それまでには出たことのない質問をしたのです。

運転手は、一瞬つまりましたが、次にこう答えました。

「うん。なかなかいい質問だが、その程度のことなら、後ろで寝ている私の運転手が答えられる」と。

そして、当の江崎先生本人が演壇に上がり、真相を明かしたということです。

実はこの話、江崎先生が筑波大学の学長に就任された際、挨拶の中で語られたものです。筑波大学の学長ならば、もっと格式張った、堅苦しい話をしそうなものですが、さすがに江崎先生は違ったのです。

江崎先生は大変ユーモアセンスに秀でた先生です。アメリカ生活が長いことが影響していると思われますが、ユーモア精神に溢れ、ユーモアの話術、ユーモアのトークに優れていらっしゃいます。

あまりに楽しい話ばかりだったので、学生はそちらばかりが印象に残り、大切な話を忘れてしまったという落ちがつくそうです。

ユーモアの入り口は駄洒落から

話術としての「ユーモア」には、他にも、ジョーク、エスプリ、日本語ならば冗談など、様々な形があります。ブラックユーモアといったものもあります。

さらに変形していって、江戸小話、フランス小話など下ネタにつながるものもあります。

有名な文学作品の形式をもじったパロディや、替え歌というのもユーモアの一つでしょう。

ユーモアセンスの劣っている日本人が、唯一得意とするのが「駄洒落《だじゃれ》」です。「駄」のつかない「洒落」というのも大事ですが、駄洒落だって捨てたものではありません。

よく言葉の使い方を知らない若者が、「先生のお使いになる駄洒落はステキですね」なんて言い方をしますが、これは大変に無礼なことです。「駄洒落」とは、自分の使った「洒落」に対して、本人がへりくだった表現をするときに使う言葉です。間違っても目上の方に、「あなたの駄洒落は……」などといってはいけません。

駄洒落というのは、同音異義語が多い日本語にとても合った言葉遊びです。駄洒落でもかまいません。親父ギャグといわれようが、「サムい」といわれようが、遠慮せずに、どんどん使っていきましょう。恥ずかしがってはいけません。そういったところからユーモアのセンスは磨かれていくのです。

日本人の場合、ユーモアセンスの入り口は駄洒落から始まるといってもいいのです。

「パンツが破れた！」「マタか！」

「このバケツ漏れるね」「ソコまで気がつかなかった」

「隣の空き地に囲いができたんだってね」「へエ」

「台所はどこにしましょうか」「カッテにしろ！」

「そこの椅子をこっちへもってきて」「イッスよ」

電車のドアが目の前で閉まったとき、「ああ、シマッタ！」

この程度でいいのです。どんどんお使いになってください。

素晴らしき「川柳」

日本人が得意とするユーモアの一つに「川柳」というものがあります。
俳句は上品でエレガントですが、川柳には、必ずユーモアと風刺が入るのです。これにも技術が必要です。日本語の良さが生きた、まさに日本独自のユーモア文化といえるのが「川柳」なのです。

サラリーマン川柳はすっかり有名になりましたが、高齢化に伴う悲哀に満ちた川柳も私は大好きです。ちょっと物悲しくもなりますが、そこを笑って語れるのがユーモアの力です。いくつかを紹介しましょう。

若い新婚さんの生活を歌った川柳が、
「ネクタイを結ぶ鏡の中に妻」

それが、だんだん年を経ていくと、

「妻だんだん、命令形で僕にいう」

「寝床から、指令発する風邪の妻」

さらに年が経っていくと、

「老眼鏡、捜せば妻がかけている」

「久しぶり、妻と抱き合う震度6」

「抱きしめた、肩を今では揉んでいる」

「共白髪、誓った二人、ハゲと染め」

健康に関する川柳も楽しいですね。

「中年、脂肪つきやすく、学なりがたし」

「成人病、成人式より先になり」

「昔なら、みんな歩いた1万歩」

「骨粗鬆症《こつそしょう》、字を書くだけで骨が折れ」

「順調に、お金だけ減るダイエット」

「軽くなら、いいよと、医者も左利き」

「仮病など、使わず持病もっている」
「健康のために生きすぎに注意しましょう」
自分が老いていく姿を歌ったものには、
「誰よりも、先に雨知るハゲ頭」
「老いの旅、三日出かけて五日寝る」
「ボケ防止、方法聞いてもすぐ忘れ」
「ボケ防止、歌って踊って大笑い」
「あの世へは、落ちこぼれずにみんな行く」
「お若いといわれて、若くないと知る」
「若づくり、それでも席を譲られる」
「老婆は一日にしてならず」
「女の一生、もうバーさん」
「我がボケに、気づく程度でいたいボケ」
「この世から、孫ができたらさようなら」
「このごろは、ひ孫ができても生きたがる」

哀愁に満ちていますが、そこをユーモアで笑い飛ばしているのです。こんな素敵な川柳もあります。

「ときめいて、生きる心にボケはなし」

ここに紹介したのは高齢者のものですが、それでも楽しいと思いませんか。川柳って本当に素敵です。

せっかく、川柳や駄洒落にぴったりの日本語を使っているのですから、どんどん遠慮せず、自由奔放に、ユーモアトークを使いまくっていきたいものです。そして、楽しい楽しい世の中にしていきましょう。

コラム

ユーモア教育は子供の頃から

私は、台湾に暮らす華僑《かきょう》の方とビジネスをする機会があります。華僑の方々は、ユダヤ人と同じように、非常に優れた金銭感覚をもっており、その経済センス、経済的能力は、国際的に高く評価されています。

なぜ、彼らが金銭感覚に秀でているかといいますと、子供の頃からお金の稼ぎ方を教わっているからです。特別な学校に通うわけではありません。大人が、お客さんを家に呼んでビジネスの話をするときに、側に自分の子供を座らせておくのです。

日本人は、その逆ですね。お金儲けの話などをするときには、「子供はあっちにいってなさい」と、同席することを拒まれます。

お金を儲けるというのは、決して悪いことではありません。むしろいいことです。自分が儲けて、税金で払えば、世の中に還元できるのですからね。日本でも、小さいときから、教えたらいいと思います。

子供の頃に、自然と受けた教育というものは、体に染み込んでいくものです。

ユーモアも同じことです。小さいときの環境が大きく影響します。

ユーモアのセンスというのは、大人になってから磨くのは大変なことですので、子供の頃から磨いてあげてください。

大人になってからユーモアセンスを磨く一つの方法として、ユーモアのある方とたくさん接するというのがあります。側にいるだけで幸せになれて、おまけにユーモアセンスまで磨かれるなんて、なんて素敵なことでしょう。

第3章
笑いと脳

脳の構造と笑い

一怒一老、一笑一若

中国のことわざに、「一怒一老、一笑一若」というものがあります。

一つ怒ると一つ歳をとり、一つ笑えば一つ若返るという意味ですが、これを脳細胞から見てみると、一回怒ると三〇〇〇個の脳細胞が死滅し、一回笑うと五〇〇〇個の脳細胞が増えるといわれます。ことほどさように「笑い」というものは脳に大きな影響を与えているのです。

私のライフワークの一つである「ピンピンコロリ（ＰＰＫ）」は、心身ともに生涯元気で天寿を全うしようというものですが、そのためにはこの「笑い」は欠かせません。

昨今、「笑いと脳」についての様々な研究がなされ、科学的なデータも数多く報告されていますが、日本における「脳」研究の先駆者といえば、「脳力開発」を提唱された時実《ときざね》利彦先生（東京大学教授、故人）と城野宏先生（城野経済研究所所長、故人）になります。

時実先生は大脳生理学の観点から「脳力」の研究を進められ、城野先生は、時実先生の研究をさらに人間の生き様に取り入れられました。「能力」ではなく「脳力」という言葉を使われた最初の日本人でもあります。

「能力」とは、語学力があるとか、ゴルフでシングルプレーができるといった、部分的な力のことですが、「脳力」とはもっとトータルなパワーをさします。無限の可能性を秘めた脳の力「脳力」を開発することで、人間の生き様を向上させていこうというのが「脳力開発」なのです。

私が「笑い」の研究を始めるようになったのも、「脳力開発」というものに出会い、その奥義を極めていく中で、「笑い」が脳を活性化する素晴らしい力をもっていることを知り、さらに人生そのものを変えていく力をもつことに気づいたからです。

稼働率三％の脳

人間の脳細胞は成人男性で約一四〇億個あります。フル稼働すればスーパーコンピューター億台分に相当するパワーを秘めています。

脳細胞は二十歳を過ぎると一日に一〇万個から三〇万個が死滅していきます。一〇万から三〇万と幅が広いのは、タバコを大量に吸うとか大酒飲みとか、あるいはストレスが多いとか、その人の生活習慣の違いによるものです。

一日に一〇万個も死滅するなどというと驚かれるかもしれませんが、分母が一四〇億個ですので、一生のうちになくなってしまうことはありません。とはいえ、確実に減少していくわけですから、脳のパワーはやはり衰えていくのです。歳をとると、記憶力が低下したり、物忘れがひどくなったりするのはこのためです。

ところで、天才と呼ばれるごくわずかな人種を除けば、人間の脳は全体の二〜三％しか使われないまま一生を終わるといわれています。スーパーコンピューター億台分に相当する力が潜在しているにもかかわらずにです。

こんなもったいないことはありません。

そこで、脳に何かしらの刺激を与えることで、この稼働率が五％にも一〇％にも、さらにはそれ以上にもなるのではないか、というのが「脳力開発」の基本的な考え方です。

具体的な方法については後述しますが、中でも「笑い」は最も手軽に、そして誰もがで

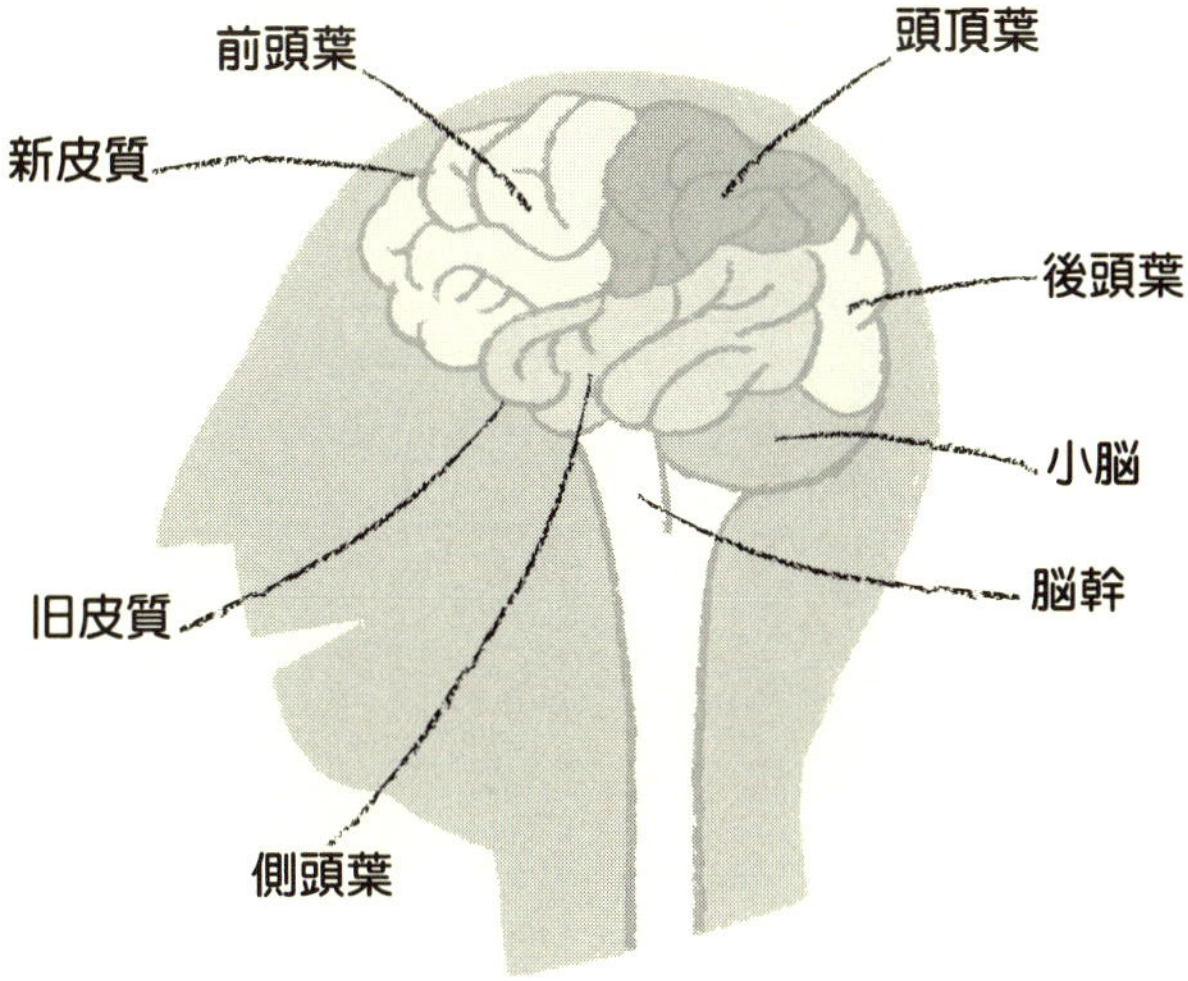

きる「脳力開発」の一つというわけです。

「生命脳」「動物脳」「人間脳」

ここで簡単に、脳の構造、特に大脳について触れておきましょう。

人間の大脳は、脳幹、旧皮質、新皮質に分かれています。

脳幹は「生命の脳」ともいわれ、呼吸や消化、排泄、反射といった生命を維持する機能を担っています。大脳皮質が損傷されて植物状態となっても、脳幹が機能していれば生命だけは維持できるのは、脳の部分によってその働きが明確に分担されているためです。

旧皮質は「動物の脳」といわれています。

食欲や性欲、集団欲といった本能的な欲求や情動を支配している部分です。

新皮質は「人間の脳」といわれている部分で、前頭葉、頭頂葉、側頭葉、後頭葉に分かれています。精神姿勢の確立を担う前頭葉、思考判断力の整備を担う頭頂葉、知識の拡大を担う側頭葉といった具合に役割分担されていて、新皮質全体で知性や理性、意欲を支配し、適応や創造の機能をもつのです。

昨今、ＩＱ（Intelligence Quotient ＝知能指数）に代わって注目されている指数にＥＱ（Emotional Intelligence Quotient ＝感情知能指数）がありますが、このＥＱを司っているのがこの「新皮質」です。

虫の声が雑音に聞こえる左脳人間

旧皮質と新皮質は脳幹を囲む大脳半球を形成していますが、この部分は左右に大きく分かれています。これがよくいわれる右脳と左脳です。

右脳は直感や創造、イメージを担う部分で、音楽脳、絵画脳ともいわれます。左脳は言語、論理、分析といった機能を担っています。

右脳と左脳は、脳梁《のうりょう》という連結神経でしっかりとつながれており、両方のバランスがとれていることがとても大切だといわれています。

古来、男性は左脳的で女性は右脳的といわれてきました。また、西洋人は左脳的で日本人は右脳的ともいわれます。

「古池や　かわず飛び込む　水の音」

といった俳句の世界にみるまでもなく、日本人はあらゆるものに情緒を感じてきました。例えば、秋になると鳴く虫たちの声にも日本人は郷愁を覚えるものですが、左脳人間とされる西洋人にとって、虫の音は雑音にしか聞こえないそうです。

二一世紀は右脳的発想が重要ともいわれます。先にみたEQが重要視されてきたのもその一環ですが、右脳的民族である日本人の本領が発揮されるのはまさにこれからの時代ともいえます。

快楽信号で脳内モルヒネが分泌

一四〇億個の脳細胞は、先にみたようにそれぞれの部位で、それぞれの役割を担っています。中でも中心的な役割を果たすのが一〇〇億個ある「神経細胞」です。

神経細胞は多数の樹状突起を出しています。その中で最も長い「軸索」という神経線維はさらにいくつにも枝分かれして、他の神経細胞とつながり、絶えず情報交換を行っています。このつながっている部分、接点を「シナプス」といいます。神経細胞は、シナプスによって膨大なネットワークを形成しているのです。

一つの神経細胞には、数百から数千ものシナプスがあるので、全体では天文学的な数字のネットワークが構築されていることになります。人間の脳が、スーパーコンピュータ一億台分のパワーをもつといわれるのは、この回路のためです。

さて、最近の研究では、笑いに代表されるプラスの刺激によって神経細胞の一つ「A―10神経」が刺激され、ドーパミンというホルモンが分泌されることがわかってきました。ドーパミンが脳内に満たされるとき、人間は快感を感じるのです。このため、ドーパミンには「脳内モルヒネ」とか「快楽ホルモン」、「ハッピーホルモン」といった名前がついています。そして、快感を感じたとき、脳のネットワークはさらに広がります。脳が一生懸命に働くということは、酸素をたくさん消費しますので、血流が増加します。そのため、脳細胞が活性化するのです。

コラム

城野宏先生のこと

城野宏先生は、心身統一法を創設された中村天風《てんぷう》先生、陽明学の大家、安岡正篤先生と並ぶ、戦後日本における傑出したオピニオンリーダーのお一人です。

大正二年、長崎市に生まれた城野先生は、昭和一三年、陸軍少尉として応召され、一五年、中国山西省太原市の北支派遣軍に配属されました。

そして迎えた昭和二〇年の敗戦後、先生のドラマは始まります。

先生は、山西省の軍属、閻錫山《エンシャクザン》と手を組み、蔣介石率いる中国国民党、毛沢東率いる共産党に次ぐ、第三の中国をつくろうと奔走されたのです。山西省は、素晴らしい地下資源と豊富な水に恵まれ、穀物の実りも豊かな地でした。

国民党と共産党の内戦から漁夫の利を得、山西省の資源をいただき、敗戦した日本に送って、祖国復興に役立てようと城野先生は目論んだわけです。

ところが、残念ながら、四年後の昭和二四年、太原城は落城してしまいます。城野先生三五歳。そして、そこから一五年におよぶ監獄生活が始まります。

監獄では、六畳一間に二〇人が押《お》し競《くら》饅頭のように詰め込まれていました。まさに地獄絵図。さすがの城野先生も、最初の一カ月は暗澹《あんたん》たる思いで過ごしたといいます。いつ死罪を告げられるわからない身。死の恐怖もありました。

ところが、そんな状況下、先生はある日突然、開き直ったのです。

どうせ死ぬまで生きている。

死罪はあくまで相手が決めること。それは確実性のない、不確定要素。そんなものに振り回されて嘆き悲しんでもつまらない。自分がもてる力をフルに発揮しよう。それが天命だ。

こう決心されて、一八〇度、陽転思考に転じたのです。

監獄には、あらゆる国、あらゆる階層、あらゆる人種が集まっていました。つまり、監獄は最高の情報源であると先生は思い直し、生の情報を仕込んでいったのです。

そして、この獄中生活から生まれた城野イズムが、次の五点です。

①どんな悪条件でも、今ある条件を活用すれば、思い通りの環境、状況をつくることができる。

②できないことは初めからやるな。できることをやり通せ。

③いついかなるときにも、自分の信念と戦略をもって、主体的に行動せよ。

④人生は、心ひとつの置き所。

⑤主因は我にあり。自分が変われば全てが変る。

これらのキーワードは全て、「脳力開発」「情勢判断学」として帰結されていきます。

昭和三九年、五一歳になっていた城野先生は、日本へ戻ります。そして、城野経済研究所を設立し、「脳力開発」と「情勢判断学」を日本中に広めたのです。門下生は、有名企業の経営者を含め二〇万人にもおよびます。

笑いでできる脳力開発

三つの行動指針で「脳力開発」

脳細胞を活性化させる「脳力開発」には、三つの行動指針があります。特別に難しいものではありません。日ごろの行動様式をちょっと変えるだけでいいのです。

一つは、夢をもつことです。ただ思い描くだけではいけません。実現に向けて、具体的な行動をしていくのです。これを「戦略思考」といいます。

二つ目は、日々の生活を感動、感喜、感謝で送ること。三つの「感」ですので、これを「三感思考」といいます。

そして、三つ目は「陽転思考」です。よくいわれるプラス思考のことです。

これらの行動指針に沿ってものを考え、実行し、それを繰り返していくことで習慣化していけば、自然と脳細胞はキラキラと輝きだしていくのです。

夢を実現させる「戦略思考」

皆さんには夢がありますか。「いくつまでにはこうしたい」という志はありますか。

夢や志、あるいは目標といってもかまいませんが、それをもつことは、人間にとってとても大切なことです。年齢は関係ありません。いくつになっても、夢をもつことで、人間はキラキラと輝いて生きていくことができるのです。

ただし、漠然としたものではいけません。実現させるためには、具体的な組み立てが必要になります。

言葉は難しくなりますが、まず「理念」をもつこと、次に「ビジョン」を描くこと、それに基づいて「戦略」を立て、さらに具体的な「戦術」を考えていきます。

これらは、会社とか国家を運営するときによく使われることばですが、個人の生活を営むときにも重要な要素なのです。こうした理論的な考え方が「戦略思考」というわけです。

とはいえ、ちょっと難しいですね。そこで、私の場合に当てはめて、説明していくことにしましょう。

私の「戦略思考」

私には夢があります。それは強くたくましい子供たちを育てること、中高年の活性化のための活動を地域ぐるみで行うことです。たとえ年齢は若くなくとも、世のため人のために尽くせることを行動で示したいのです。

この夢を実現させるための「戦略思考」は次のようなものになります。

まず、「理念」ですが、私の場合には「感謝、貢献、愛」ということになります。「理念」とは、このように抽象的なものですが、常日頃、自分の中で大切にしている価値観が「理念」になるでしょう。

次に「ビジョン」です。理念をもう少し具体的な形にしたものです。私の場合には、「強くたくましい子供たちを育て、世界中から尊敬される日本人を育成する」、「中高年にもっと元気を出してもらって、子供たちを育ててもらう」というものです。年寄りには若者にはない知恵がたくさんあります。それを活用して青少年を育成する、というのが私のビジョンの一つです。

それに基づいた「戦略」が、青少年育成自然塾と中高年活性のための社会塾をつくることです。ここでは「知育」「徳育」「体育」に「笑育」「食育」を加えた「五育」を実践します。名前も決めてあります。私の本名をとりまして「江見五育村塾」といいます。場所も南房総の鴨川市江見在にほぼ決定しています。地名と私の本名が一致した、運命的な場所です。これは三年以内には実現の見通しです。

そして、そのための土地を手に入れる、学校を建てる、NPO法人をつくりシステムを構築する、といったより具体的な行動が「戦術」というわけです。

私の場合は、ちょっと大仕掛けなものですが、「何歳で富士山に登り、何歳でエベレストに挑戦する。そのために体力づくりをする」といったものですとか、「何歳でアメリカ横断旅行をする。そのための資金をつくり、語学力を磨く」といったものもあるのではないでしょうか。

毎日を感動・感喜・感謝で暮らす「三感思考」

三感とは「感動」「感喜」「感謝」のことです。

「喜べば、喜びごとが喜んで、喜び連れて喜びに来る」という素敵な言葉があります。どんなに小さなことでも喜べば、何と喜びが五倍になってやってくるのです。

これが逆になって、何かにつけ腹を立てたり、悲しんでばかりいると、腹の立つこと、悲しいことばかりがたくさんやってきてしまうのです。

私は毎日、「感動」一〇回、「感喜」一〇〇回、「感謝」一〇〇〇回を心がけています。

私はとても早起きです。たいていは太陽が昇る前に起きています。そして、太陽が顔を出すと、その美しさに感動します。「今日もいい日だ」と喜びます。そして、「ありがたいな」と感謝します。

私の家の近所には、玉川上水という先人が残した素晴らしい場所があります。そこへ毎朝、自転車に乗ってでかけます。美しい環境に感動し、こんな景色の中を自転車に乗って走れることを喜び、そしてそれができる自分の健康に感謝します。

また、街中で出会うあらゆる人や動物にも、たくさんの感動と感喜をもらい、感謝します。犬を散歩させている人、そのワンちゃん、野良のネコちゃん、小さな人間の子供たち、春の桜、秋の紅葉、冬の寒さに耐えているスズメの姿。目に映るすべてのものに、三感が満ちているのです。

夕方には、夕日に感動し、「今日もいい日だった」と喜んで、「ありがとうございます」と感謝します。お風呂に入って「気持ちがいいな」と感喜し、おいしいお酒をいただけば「なんて幸せなんだろう」と感謝します。もちろん、満天の夜空や、まん丸なお月様を見ても同じです。

ご先祖さまにも感謝したらすべての人が愛おしい

「ありがとうございます」は、できたら声に出して、それも大きな声で発するのがいいでしょう。「ありがとう」ではなく、「ございます」までしっかりとつけた敬語にすることが大切です。

人との出会いにも感謝します。私には、嫌いな人、苦手な人がいません。どんな人に出会っても、愛おしくなってしまうのです。

なぜでしょうか。

私は病気をしたことがありません。疲れたこともないし、シンドイと思ったこと、ツライ、イタイと感じたこともありません。いつも体が充実していて、心が満ち足りています。

こんな風に私を生んでくれた両親にいつも感謝しています。そして、二人のそれぞれの両親、おじいさん、おばあさんにも感謝します。さらにご先祖様を遡《さかのぼ》っていくと、たくさんの人が頑張って生きてくれたから、自分という人間が存在することに気づくのです。その数は、一〇代遡るだけで一〇〇〇人に、二〇代遡ると一〇〇万人に、三〇代遡ると何と一〇億人のご先祖様がいらっしゃることになるのです。

そうすると、日本人どころか、アジア各国、いえ世界中の人とどこかでつながっているような気がしてきます。それだけでも十分に感動します。そして、出会う人々すべてが親戚のような気になって、愛おしくなってくるのです。

こんな私ですから、人と出会うたびに喜び、感謝せざるを得ません。

皆さんの周りにも、たくさんの三感の源があるはずです。一日に、「感動」一〇回、「感喜」一〇〇回、「感謝」一〇〇〇回することは、決してたいそうなことではないはずです。

心身ともに健康になれる「陽転思考」

「陽転思考」とは、どんなことが起きても否定的にならずに、前を向いて生きていくことです。プラス思考、マイナス思考という言葉がありますが、まさに何事も前向きに考える「プラス思考」のことです。

そのためには、いくつかのコツがあります。

まず、決して過去を振り返らず、常に未来に向かって肯定的に生きるための「積極心」を持ちましょう。

そして、今日よりも明日、明日よりも明後日、ちょっとでも立派な人間になろうと努力する「向上心」も必要です。これは、後で述べる「生涯学習」「生涯現役」にもつながっていくものです。

また、「好奇心」も大切です。何十年も生きていると、世の中のすべてのことがわかったような気がしてきます。新しいことに出会ったとしても、過去に経験したものと比べて「こんなもんだろう」と、実際に確かめもせずに済ませてしまうことが増えてきます。新しくできたレストラン。初めて経験するはずの遊園地。新作映画や新刊本などなど。人が観た後、人が経験した後で行動するのではなく、まず自分の足を運んで見聞きし、感動することが大切です。これにはフットワークの軽さも求められますから、「行動力」にもつながります。体を動かすので、もちろん健康にもいいわけです。

次に必要なのは「楽天心」というものです。よく使われる例え話ですが、コップの中に半分ほど入った水を見たときに、「もう半分しかない」と思ってはいけないのです。「まだ半分もある」と楽天的に考えることが、「陽転思考」というわけです。

「陽転思考」で人間関係も円満に

人間には誰にも欠点があります。その欠点を見るのではなく、長所を見るようにしたいものです。美点を見ることを「美点凝視」といいます。「美点凝視」もまた、陽転思考の大切な要素です。

あなたが年長者とか、仕事上の上司であるならば、年下の人や、部下の長所を「美点凝視」し、さらに伸ばしてあげるよう導いていけばいいのです。

これは他人を見るときだけではなく、自分自身を見つめる場合でも同じです。

どだい、二十歳を過ぎると、長らく自分の一部として過ごしてきた欠点を直すことは不可能に近いものです。そんな無駄な努力はしないで、むしろ今ある長所を伸ばす方がずっと簡単です。長所とは得意なことでもあるわけですから、ちょっとした工夫と努力で、さらに磨きをかけることができるのです。得意技をどんどん伸ばせば、個性輝く素晴らしい人間になります。そうなれば、多少の欠点など隠れてしまうものです。

人間関係を築く上でも、相手の欠点を見るのではなく、長所を見るように心がけてみてください。その人の長所をいただいて、自分自身のものにする。逆に、自分の長所を差し上げて、その人にもさらに魅力的になっていただく。こんな風にお付き合いをしていけば、人間関係はとてもスムーズになります。そして、嫌いな人間、苦手な人間などいなくなってしまうはずです。

明元素は「陽転思考」の要

普段何気なく使っている言葉も「陽転思考」には欠かせません。言葉には、プラスの力をもつ言葉と、マイナスの力をもつ言葉があることをご存じですか。言葉は、「言霊《ことだま》」ともいわれるように大きな力を秘めているのです。

プラスの言葉には、人を明るくしたり、元気にしたり、素直にしたりする力がありますす。これを「明元素」の言葉といいます。「ありがとうございます」は中でも大きな力をもつ「明元素」の代表的な言葉です。

逆にマイナスの言葉は、人を暗くしたり、病的にしたり、反発や反抗を招く力を持ちます。これは「暗病反」の言葉ということになります。「マズイ！」「できない！」「ヤバイ！」といった否定的な言葉がこれに当たります。

マイナスの言葉はできるだけ使わないようにし、プラスの言葉だけで生活していれば、明るく、元気で、素直な毎日を送ることが可能になるのです。

日本人の挨拶の中で、「お疲れ様」という言葉があります。相手を思いやる美しい習慣の一つですが、「疲れる」という言葉は「暗病反」の一つですので、私は使いません。その代わり、「お元気様でした」といった挨拶をします。何も知らない人に使うと驚かれることも多いのですが、早く「お元気様でした」が一般的になることを願っています。

人間が発する明元素の言葉の中で、最も強力なプラスのエネルギーをもつものが「笑い」です。「笑う」ことで、どんな人も明るくなり、どんなときも元気になり、誰もが素直になれるのです。

コラム

「自転車辻説法」日本一周の旅

私には、先に紹介した夢以外に、もう一つの夢があります。

それは、自転車に幟《のぼり》を立てて日本一周の旅をするというものです。行く先々で辻説法。日本という国の素晴らしさ、日本人の優秀さ、日本文化の豊かさなど、日本人ならではのマナーや美徳といったものを、忘れ去られてしまう前に伝えておきたいのです。それが、年を重ねたものの最後の務めだとも思っています。

もちろん、日本という素晴らしい国を後世まで残すには、環境問題を解決することも欠かせません。

日本中のあちこちで辻説法をすることが、「世界中から尊敬される日本人の育成」というビジョン達成にもなるのです。

でも、なぜ自転車なのかって？

それは、もう一つのビジョン「中高年者に元気を出してもらう」ためです。私は今、七三歳ですが、七〇代でもこんなに元気に活動できるということを、身をもって伝えることができたら、六〇代の方、五〇代の方に勇気を与えることになると考えているわけです。

七七歳、喜寿の年に一回目の日本一周をします。それが成功したら八八歳の米寿にもやってみるつもりです。そして九九歳の白寿にも。これだけできたら、ギネスブックにも載るでしょうか。そんなことも、私の楽しみなのです。

笑いと泣き

「泣き」にも「笑い」に匹敵する効果

さて、ここまで「脳力開発」のための行動指針について述べてきました。そして、その中でも最も手軽で、誰にでも簡単に取り入れられるのが「笑い」であるということもおわかりいただけたかと思います。

ところで、最近の研究では、「泣く」ということにも「笑い」に匹敵する効果のあることがわかってきました。「笑い」と「泣き」には、実に共通点が多いことに、私自身も最近気づき、大変に驚いているところです。そこで、「ピンピンコロリ（ＰＰＫ）」に「泣き」も取り入れようと、勉強を始めたところです。

ここでは、ちょっと「笑い」からはずれますが、「泣き」の効果について触れておきましょう。

泣くと涙が出ます。その涙は、九八％が水分、あとの二％が、タンパク質や電解質、グルコースなどで、血液中にある血漿《けっしょう》の成分とほぼ同じものです。その他、涙の蒸発を防ぐ油脂成分と、眼球との潤滑剤となる粘液成分も含まれています。涙のうち、悲しいときに出る涙は、副交感神経が興奮するため、量も多く、電解質であるカリウムが多少多くなり、油脂成分と粘液成分が少なくなっています。

「泣き」の種類

では、私たちはどんなときに泣くのでしょうか。

実は、瞬《まばた》きをするたびにも涙は出ています。眼球を潤すためですが、これは基礎分泌といって生理的な涙の一つです。目を乾燥や細菌から保護したり、角膜に栄養を運ぶ涙です。これは、人間以外の動物にも見られる涙です。

生理的な涙にはもう一つ反射分泌によるものがあります。タマネギを切っているとき、目に砂が入ったとき、コンタクトレンズがずれたときなどに出る涙です。これは突発的な危機を回避するための涙です。

さて、他の動物にはなく、人間にだけ見られる涙が、喜怒哀楽、つまり感情によって出るものです。

私たちは、悲しいとき以外にも、嬉しいときにも泣き、怒ったときにも涙が出ます。楽しすぎて大笑いしているうちに涙が出てくることもあります。もちろん、感動したときにも涙が出ます。感情的な涙とは、まさに心が動いたときに出るものなのです。このときの涙の量は、基礎分泌によって出る量の一〇〇倍にもなるのです。

また、なんらかの原因で、生理的な涙を流す神経が損傷したとしても、感情による涙を止めることはできないことがわかっています。

「泣く」ことでも脳細胞が活性化する

大泣きをするときには、声が出ます。つまり発声です。声を出さないまでも、泣くときには深くて大きな呼吸を伴います。これは、「笑い」の場合と同じく腹式呼吸です。

腹式呼吸をすることで、脳に大量の酸素が運ばれ、脳細胞が活性化するのです。大笑いしても、大泣きをしてもお腹が空くのは、このためです。エネルギーをたくさん消費するので「号泣ダイエット」というのもあるくらいです。

また、腹式呼吸によって内臓のバイブレーション効果も得られます。内臓にほどよい刺激を与えることで、健康的にもなるのです。

脳との関係でいいますと、「笑い」は主に右脳が優先しますが、「泣き」の場合には、過去の記憶を蘇らせる作業も伴うため、右脳と左脳の両方が使われます。怒りの涙ならば、「あの人がこう言った」とか、「あのときにあんなことさえなければ」といった記憶が伴いますし、嬉し涙にしても、「こんな大変なときもあった」とか「あんなに頑張ったからこんなに嬉しい結果になったのだ」といった喜びに至るまでの経緯や背景を思い出す作業が伴っています。

右脳と左脳の両方を使うという意味では、「泣く」ことは、「笑い」以上に脳細胞を活性化させているのかもしれません。

「泣く」ことでも免疫力はアップする

笑うことでがん細胞が消滅したり、免疫細胞の一つナチュラルキラー（ＮＫ）細胞が増えるといった研究例については後述しますが、「泣き」についての医学的な研究も始まっています。

日本医科大学の吉野槇一名誉教授は、リウマチの患者さんに落語の人情話を聞かせて、涙と免疫機能がどう関係しているのかを検証されました。その結果、泣いた後に、ナチュラルキラー細胞が活性化していることが明らかになったのです。

これはつまり、泣くことによってがん細胞を抑制できるかもしれないという学説にもつながっていくことになります。

また、東邦大学の有田秀穂教授は、泣くことによる一定の呼吸リズムがストレスの発散に寄与するという説を唱えています。ストレスの解消は、リラックス効果を招くということですので、これによって免疫力がアップするという学説にもやがてつながっていくでしょう。

これらの発見は、いわゆる「号泣療法」の根拠となるものです。

泣くとスッキリすることは、皆さん、すでに体験済みではないでしょうか。気分がスッキリすることで、免疫力は高まります。つまり、泣くことは心身共にいいことなのです。

この点も、「笑い」の効果との共通点です。

「笑い」より大きい心の浄化作用

泣くとスッキリする、というのは、一つのカタルシス、つまり「心の浄化作用」であることは昔からいわれてきました。

この「心の浄化作用」は、「笑い」以上に「泣き」に多く見られる効果です。

人間には喜怒哀楽といった様々な感情がありますが、面白いことに、怒り以外の感情は時の経過と共に薄れていきます。逆に、怒りの感情だけは、時の経過と共にどんどん膨らんでいくものです。最後には爆発して、それこそ殺人といった悲劇的な結末に発展するケースもあります。

そうならないためには、怒りの感情は小さなうちに発散させてしまわなければなりません。発散する方法の一つが「泣く」ということです。涙には、怒りの感情が暴走するのを止める重要な役割があるのです。

これを応用した心理療法の研究も進められているようです。

「泣き」にも顔面フィードバック効果

楽しいから笑う、嬉しいから笑う、というだけではなく、笑うことで楽しくなる、笑うから気分がよくなるという「顔面フィードバック」の話については前述しました。表情筋の効果によって、脳を刺激する方法です。

これとまったく同じ効果が「泣き」にもあるようです。

つまり、悲しいから泣く、辛いから泣く、痛いから泣く、怒ったから泣く、というのではなく、泣くから悲しい、泣くから辛い、といった逆の説です。

これを、先ほどの「怒りの涙」に当てはめてみますと、怒りの小さなうちに、ウソ泣きでもいいから涙を流すことは、怒りの暴走を止めるためには大いに効果的です。

悲しいときにも、涙が出るほどではないにしても、思い切って泣いてみることで、マイナスの気分が雲散霧消してしまう効果があるわけです。

つくり泣き、ウソ泣きは、これまであまり歓迎されたことではありませんでした。しかし、涙が出るほどではないけれどモヤモヤとしたときに涙を流して泣くことには大きな意味があるようです。

先にも述べたように「笑い」については、心理学的、哲学的、医学的といった多岐にわたる研究がなされてきましたが、それに比べると「泣き」の研究はまだ始まったばかりといえます。今後、さらに豊富なデータが出てくることに期待したいと思っています。

第4章
笑いの効用

笑いの四作用

親和作用

笑いには、親和作用、誘引作用、浄化作用、解放作用という四つの作用があります。これらが全て、プラスに作用し、肉体的にも精神的にも、そして社会的にも素晴らしい効果を発揮するのです。

その第一番目に挙げられる「親和作用」とは、読んで字のごとく、笑うことで親しみを覚え、和やかな雰囲気をつくるという作用です。

たとえ見知らぬ者同士でも、ニコッと笑えば理屈抜きで親しみを感じます。

久しぶりに会った友人同士、なかなか共通の話題がないときなども、ニコッと笑うことで会話が弾んだりもします。

ちょっとしたことで喧嘩をしてしまったご夫婦が、お笑い番組を見て大笑いしているうちに、喧嘩をしたことすら忘れてしまう、なんてこともあります。

気まずくなった会議でも、誰かが発したたった一つのユーモアで、たちまち穏やかな雰囲気になり、そこから話が進展していくという例もあります。

笑いの三要素、発声の笑い、笑顔、ユーモアが全部絡んで、素敵な人間関係がつくられていくのです。

このことをとっても、不器用な日本人は、もっともっとユーモアのセンスを磨くべきでしょう。

誘引作用

笑いというのは伝染します。一人が笑うと、その周りにいる人もつられて笑ってしまう。笑いが伝播《でんぱ》していくのです。

これが「笑いの誘引作用」です。

笑いはどんどん、どんどんどん広まっていくために、「笑いの増幅作用」ともいわれます。

そして、明るく楽しいムードがかもし出されていくのです。

寄席でも、テレビでも、一人で見るより、みんなでキャーキャーいいながらのほうがよほど楽しいものです。

私はよく講演に呼ばれて皆さんの前でお話をさせていただくのですが、その際も、参加者が少ないときより、大勢のときのほうが、ジョークもよく受けます。一人を笑わせるより、集団を笑わせるほうがよっぽど簡単なのです。これこそ笑いの誘引作用です。

講演会でお話を聞いていただいた後、最後の一分間は、参加者全員で大笑いをすることにしています。「爆笑三昧《ざんまい》」といっていますが、皆さんに手をつないでいただき、「ワッハッハッハ」とやるのです。このときも、互いに笑っている顔を見たり、笑い声を聞くことで余計に楽しくなると、皆さんよくおっしゃいます。

心が辛くても、意識してニコニコしていれば、自然と元気になってくるという、前述の「顔面フィードバック効果」も、一つの誘引作用です。

ですから、自分だけが楽しむのではなく、積極的に楽しいことをいって、人様を喜ばせるように心がけると、さらに人生が楽しくなります。いい笑いをどんどん伝染させていきたいものです。

浄化作用

笑うと、気持ちがスカッとしますが、これは、笑いによって、ストレスや悩みが一瞬にして消えてしまうからです。

これは「笑いの浄化作用」によるものです。

ストレスや悩みは、心に溜まった毒素。笑いは、この毒抜きをし、「心の煙突掃除」をしてくれるのです。

浄化作用によって、ストレスや悩みが解消されると、人を愛する気持ち、人を信頼する気持ち、あるいは希望に満ちて生きていこうとする気持ちといったポジティブな感情が生まれてきます。

心だけではありません。笑いは、何事もきれいなものに変えてくれます。

人間というものは、ちょっと下品な話が大好きです。特に男性は、下ネタといわれる話が大好きです。

そんな話の内容でも、気の利いたユーモアが一つ混ざっていると、とたんに品のいい話に一変されるものです。お下劣な話題でも、洒落たジョークや笑いがあれば、とたんにスマートさが増すでしょう。

解放作用

親和作用、誘引作用は、主に人と人をつなぐ場合に効果を発揮しますが、笑いは、自分自身にも大きな作用を及ぼします。

例えば、ある問題を抱えて、どうにもならないほどに行き詰っていたとしましょう。そんなときに、笑いに触れると、たちまち解決策が浮かんだりするものです。

これは、「笑いの解放作用」によるものです。

笑いは、気分をよくして、頭を柔軟にしてくれるのです。

もちろん、柔軟な脳でなければ、ユーモアを理解することはできないのですが、その逆に、笑いによって、精神が伸びやかになり、ゆとりをもって周囲を見渡すことが可能になるのです。そして、それまで気づかなかった答えが急に見つかったりするのです。

笑いにより五感が刺激され、潜在能力が目覚めることにもつながります。頭の回転がよくなるというのも、まさにこの解放作用によるものです。

人間、外見も大切です！

仏教用語に「顔施《がんせ》」という言葉があります。いい表情、素敵な笑顔によって、他人様に施しをするという意味ですが、まさに自分の顔は自分のためならず、他人様のためにある、ということです。

先に見た、四つの作用はすべてこの「顔施」にも関わっているのです。

よく、「人間は外見ではない、中身が大事」といわれますが、外見も中身と同様に、とても大事なのです。いくら中身がよくても、仏頂面《ぶっちょうづら》をしていては、何もなりません。

つくり笑顔でも営業スマイルでも構いません。まずは形から入って、「顔施」を試みてください。

笑いは精神安定剤

フランスのアンリ・リュバンスタン博士は、次のような報告をしています。

数年間、不眠症で悩んでいた四〇代の女性が、喜劇映画を観ながら寝るようになると、精神安定剤なしでも良く眠れるようになった、というものです。

このとき、彼女の脳下垂体からは、モルヒネに似た鎮痛作用と快感作用をもたらすβ《ベータ》エンドルフィンが分泌されていたことがわかっています。

顔面フィードバックのところでも触れましたが、楽しいから笑う、ということとは逆に、笑うことで楽しくなる、笑うことで気分がよくなるというわけです。

当然、本人は元気になりますし、たとえば、その人が病気にかかっていたのだとしたら、本人が笑うことで、心配してくれていた周りの人々も楽しく、幸せな気持ちになることができます。

笑いは精神的にも大きな効果をもたらすのですが、ここには、笑いの四つの作用が全て効果的に働いていることがおわかりになるでしょう。これが「笑いの効用」です。

次は、笑いによる様々な効果について紹介しましょう。

笑いは脳を活性化する

笑いは腹式呼吸

おヘソの上に軽く手を当てて、何秒か笑って見てください。おヘソの辺りがピクピクと振動してくるでしょう。

これは、笑いによって腹式呼吸になっていることの証です。

丹田《たんでん》呼吸法や正心調息法など様々な腹式呼吸が知られていますが、お腹で呼吸をすることは健康長寿に欠かせません。

腹式呼吸とは、まず鼻から大きく吸った空気を肺に入れ、それを臍下《せいか》丹田、お腹にまで入れ込みます。それを長く体の中に留めておいて、ゆっくりゆっくり口から吐き出します。それを何度も繰り返す。これが腹式呼吸です。

腹式呼吸をすると、横隔膜が収縮し、腹筋が緩みます。そして、胸部が拡張して、たっぷりと酸素を含んだ空気を体いっぱいに取り込めるのです。

過剰な炭酸ガスも排出されて、筋肉が柔軟になります。大量の酸素が取り込まれるので、当然、血行もよくなります。

酸素大好物の脳が喜ぶ

大笑いをすると、そうとは意識しなくても、腹式呼吸を行っていることになるのです。腹筋が強化され、横隔膜も強まり、腰の筋肉も強化されますので、便秘や痔、肩こりが解消されます。内臓下垂や腰痛の予防にもなります。

しかし、何といっても、腹式呼吸によって一番喜ぶのが、大量の酸素を必要としている脳です。

前述しましたが、脳には一四〇億個の細胞があります。この脳細胞は、フレッシュな酸素が大好きです。にもかかわらず、自分自身では蓄えておくことができませんので、常に補給していかなければなりません。

腹式呼吸は、胸式呼吸に比べて、なんと五倍もの酸素を体内に取り入れることができるのです。つまり、大笑いをすれば、フレッシュな酸素が、脳にたくさん送られるということになるわけです。当然、新鮮な酸素をもらった脳細胞はイキイキと活動を始めることができます。

大笑いで若返る

大笑いをすると、脳波がα《アルファ》波になります。これは、リラックスした、一番楽しい状態になると出る脳波です。

α波は、瞑想したときにも出てきますが、α波が出ると右脳が活性化されるのです。瞑想するときも、必ず腹式呼吸をしますが、つまり、笑いは瞑想に匹敵する効果があるということです。

また、笑うことで、脳下垂体からハッピーホルモンといわれるβ《ベータ》エンドルフィンが大量に分泌されます。これは、モルヒネの数倍の鎮痛作用と快感作用をもつホルモンですので、ゆかいな気分になるのは当然です。

脳下垂体は、五臓六腑《ぷ》、筋肉や神経など体全体をコントロールする重要な役割を担っていますので、ここからハッピーホルモンが分泌されるということは、体全体にもプラスの影響をもたらすことになるのです。

若返りホルモンといわれるパロチンも出てきます。パロチンは美容と健康、消化機能の促進に一役買うホルモンで、三大唾液腺といわれる耳下腺《じか》、顎下腺《がっか》、舌下腺《ぜっか》から分泌されます。笑うことは、この三大唾液腺を大いに刺激することになるのです。

落語家ドクターの実験

群馬県高崎市の中央群馬脳神経外科病院の院長、中島英雄先生は、「落語家が病院を経営している」といわれるほど、落語が大好きな方で、また、ご自身も高座に上がるほどの腕前をお持ちです。桂前治さんという芸名もあるほど、落語を愛している先生なのです。

病院のなかには大きなホールがあり、そこで月に一度、「毎度バカバカしいお笑いを一席」という具合に、「病院寄席」を実施しておられます。お客様は、もちろん病院の患者さん。皆さん、さまざまな病気をお持ちですが、落語を聞いているときには病気のことなどすっかり忘れて、キャッキャッと大笑いをするそうです。

また、ユーモアトークというものも実践されています。患者さんを数人ごとのグループに分け、その中で、一人三分間ずつ、相手に喜んでもらえるようなトークをするのです。人に笑ってもらえるような話を考えるのは、けっこう大変な作業です。ここで脳をたくさん使ってもらうことも狙いの一つなのでしょう。当然、それを聞いた人は、笑うことで元気をもらえますから、一石二鳥というわけです。

中島先生は、笑いと脳について、次のような実験をされています。

患者さん五二人を対象にした実験で、落語を聞いて笑ってもらう前と後について、調べたものです。

まず、脳波を調べると、七三％の患者さんにα波が増えたそうです。また、七七％の患者さんに、脳が損傷を受けたときに出るθ《シータ》波、δ《デルタ》波というマイナスの脳波が激減しました。

脳内の血液量を調べたところ、大脳新皮質に流れる血流量が増加することもわかりました。当然、血中酸素も増加していたそうです。特に、体の隅々に酸素と栄養分を運ぶ動脈の中で、酸素が増えていたこともわかりました。

笑いは、明らかに脳にいい刺激を与えているのです。

笑いでボケ予防

笑うことが、脳を活性化させるということは、当然、認知症の予防にもなります。

実際、よく笑う人は、ボケないといわれています。

逆にいえば、笑わない人、笑おうと思っても笑えない人は、ボケやすいということです。

認知症は、脳全体を使っていない人に多く発症することがわかっています。脳全体というのは、右脳も左脳もバランスよく使うという意味です。左脳ばかりを使っていても、逆に右脳だけしか使っていない人も、全体を使っているとはいえません。

笑うという行為は、大脳の高度な働き、究極の働きなのです。左脳ばかり使っているような頭の固い人は、なかなか笑いませんが、これは、大脳新皮質の働きが正常ではないということがいえるわけです。

フレキシブルな脳、多様な考え方のできる脳は、決してボケません。

つまり、物事はあまり深刻に考えないほうがいいのです。大雑把《おおざっぱ》なくらいがちょうどいいのではないでしょうか。

笑いは免疫力を高める

がん死亡を低下させたホリスティック医療

免疫力とは、外から体内に入ってくる細菌やウイルス、あるいは体内に発生するがん細胞などの異物を退治する力のことです。免疫力が正常に機能していれば自然治癒力が高まり、細菌やウイルス、がん細胞などを退治してくれるので、病気になることはありません。

日本では、年間三〇万人もの方が、がんによって亡くなっています。高度医療が発達してきたとはいえ、がんを克服することは不可能なのでしょうか。

実は、医療先進国の一つ、アメリカでは、年々がんによる死亡率が減少しています。その最大の原因が、「ホリスティック医療」を取り入れていることにあります。

ホリスティック医療とは、西洋医学だけに頼るのではなく、漢方薬や鍼灸《しんきゅう》、気功、ヨガ、太極拳といった東洋医学を積極的に取り入れて治療に当たるものです。

西洋医学の発達によっていくつもの命が救われていますが、たとえば、がんに冒された局部を除去することはできても、再びがんにならないようその人の体質を改善することはできません。それができるのが、東洋医学なのです。

アロマテラピー（芳香療法）やリフレクソロジー（足裏マッサージ）などを組み合わせているところもあります。統合医療、代替医療とも呼ばれています。

アメリカは、東洋医学を取り入れたホリスティック医療によって、がんによる死亡率を低下させることに成功したのです。

笑いは人生の漢方薬

西洋医学で「がんの三大治療」とされる、手術、抗がん剤、放射線治療のうち、抗がん剤と放射線治療は、肝心の免疫力を低下させてしまうという副作用を伴います。そこを補完するのが東洋医学です。

また、抗がん剤や放射線治療に頼ることなく、東洋医学のみで治療に当たり、効果を上げている症例も増えてきました。

次項で紹介する「笑い療法」も、ホリスティック医療の一種です。

笑いによって、免疫力を高め、病気を克服していくという療法です。

まさに笑いは「人生の漢方薬」なのです。

残念ながら日本では、まだまだホリスティック医療を取り入れている医療機関は限られています。そのことが、がんによる死亡を減らせない最大のネックになっているのです。

笑えば殖えるナチュラルキラー（NK）細胞

笑うことで、免疫力が高まるという実例は枚挙にいとまがないほど、国内外から数多く報告されています。

その一つが、がん細胞を退治する、ナチュラルキラー細胞（以下、NK細胞）が殖えたというものです。

人間は誰でも、一日に三〇〇〇個から六〇〇〇個のがん細胞が発生しているといわれています。でも、その全てががんとして発症しないのは、このがん細胞を食べるのが大好きなＮＫ細胞が存在するからです。

ＮＫ細胞はリンパ球の一種で、白血球の中にいます。その数が増加したり、あるいは活性化することによって、免疫力が高まるのです。

倉敷にある柴田病院の伊丹仁朗《じんろう》先生も、笑いとＮＫ細胞の関係について調べられたお一人です。

男女一九人のがん患者さんを、なんばグランド花月に連れて行き、そこで漫才やコントを聞いていただいて、三時間ほど大笑いをしていただく。その前後に採血して、ＮＫ細胞がどう変化するかを調べたのです。

すると、平均レベル以下だったＮＫ細胞が活性化されていることがわかりました。最も顕著な人で、四倍から五倍にもなったそうです。

また、免疫力のアクセルになるＣＤ４と、逆に免疫力のブレーキになるＣＤ８という免疫細胞の比率を調べたところ、高すぎる人も低すぎる人も、正常値に戻っていました。

伊丹先生は、「笑い療法」だけでなく「生きがい療法」も積極的に取り入れています。

一九八七年には、重症のがん患者さん七人をモンブラン登頂に挑戦させました。全員が頂上間近まで登り、三人が最高峰を踏破したそうです。

このときも血液を調べたところ、NK細胞が大幅に活性化していたそうです。大自然を征服して、偉業を成し遂げたということが、生きる力になって、自然治癒力を高めることにつながったのです。

笑い学会の副会長でもある昇幹夫先生（西洋医学・産婦人科）も、がんの患者さんを吉本興業へ連れて行き、楽しいコメディーを見ていただいて、その前後の免疫力を調べています。最も改善の著しい患者さんで、NK細胞が五倍にも増えたそうです。

海外にも多くの事例があります。

コメディー映画を観ると、グロブリンAという免疫物質が大量に分泌されることを報告したのは、ウエスタン・ニューイングランド大学のディロン博士です。

また、ロマリンダ大学のバーク先生は、笑うことで、ストレスの状態を示すストレスホルモン・コルチゾール、恐怖のホルモン・アドレナリンが減少し、リンパ球が増加することを明らかにしています。

奇病・難病も笑いで治る

重度の膠原病が治った

免疫力が高まるということは、当然、がん以外の病にも効果があるということです。

自己免疫疾患といわれる病は、現代医療では難病とされるものが多く、なかなか完治しない場合が多いのですが、ここに笑いを取り入れることで、奇跡的に完治してしまった、という報告も少なくありません。

中でも有名なのが、アメリカの著名なジャーナリスト、ノーマン・カズンズさんが難病といわれる膠原病《こうげんびょう》を、笑いによって克服したことです。ノーマン・カズンズさんは、長崎や広島で被爆した乙女たちをアメリカに呼び、形成外科の治療を受けられるようにしたことから、「原爆乙女の父」として、日本でも知られています。

彼が膠原病にかかったのは、五〇歳のときでした。まだまだ第一線のジャーナリストとして活躍できる年代です。膠原病は、免疫疾患の一つで、その原因と治療法はわかっていません。体がギシギシするような強烈な痛みを伴い、次第に体力も落ちて、完治するケースの少ない、まさに難病です。

カズンズさんは、ジャーナリストとして知識も好奇心も豊富な方。かねてより、積極的なプラス思考になることが病を癒す大きな効果になることを信じていらした彼は、さっそく自らの病にその効果を試してみることにしました。

特に、笑いの効用に着目して、病院内で、チャップリンなどの昔の喜劇映画を上映したり、ベッドの中にゆかいな本を持ち込み、どんどん笑うように心がけたのです。

すると、一〇分間、お腹を抱えて笑うと、少なくとも二時間は痛みを感じずに安らかに眠ることができたのです。あの、体を切り刻むような痛みが、笑いによって瞬間的に消えたのです。

病気の進行度がわかる血沈の検査でも、大笑いをしたあとは、少なくとも五ポイントは改善されたそうです。数字自体は大きくありませんが、これが持続的、累積的になっていくことも、自らの体を通して明らかにしました。

カズンズさんは、「笑い」のほかに大量のビタミンCも投与していましたが、なんと、わずか数カ月後には、難病といわれる膠原病を克服され、元の職場に復帰できるまでに回復したのです。

心筋梗塞も笑いで治った

すっかり元気になられたカズンズさんですが、六五歳になったとき、今度は重症の心筋梗塞にかかりました。危篤状態で治療室に運ばれたほどの状態。絶対安静が求められるため、医者は、大きな声を出して笑うことを禁止したといいます。

ところが、膠原病を笑いによって克服した経験をもつカズンズさんは、「笑いこそ、積極的で向上的な気持ち、生への意欲の象徴である」と確信しており、今度もまた、笑うことを止めませんでした。

仲間たちも、彼の強い意志を尊重して、積極的に彼を笑わせようと面白い話を聞かせたそうです。彼はそれを聞いて、笑い転げていました。

するとどうでしょう。二度目の奇跡が起こったのです。

彼は、冠静脈のバイパス手術も受けずに、見事に心筋梗塞を克服してしまったのです。

リウマチにも笑いは効く

リウマチは、自己免疫疾患の最たる病で、圧倒的に女性に多くみられます。やはり、特効薬というものはなく、いったん発症すると、なかなか完治しない難しい病気です。

リウマチ治療の大家とされる日本医科大学の名誉教授・吉野槇一先生は、リウマチ患者さんに落語を聞かせるという試みをされています。

あるときのデータでは、平均年齢五七・七歳、平均リウマチ歴一八・九年という女性患者さん二六人に落語を聞いてもらったところ、ほとんどの方に疼痛《とうつう》が激減するという効果がみられました。

血中を調べたところ、関節の炎症に関係するインターロイキン6という物質が、笑った後では三分の一にまで減少することを明らかにしています。

吉野先生がおっしゃるには、同じ落語でも、古典落語のように最後の最後に落ちがくる難しいものよりも、ストレートでわかりやすいものがいいのだそうです。ちなみに、さきほどのデータをとったときは、林家木久蔵さんの落語だったそうです。

笑い療法で病を克服

いずれにしても、笑いには、免疫機能を正常に戻す作用があることは明らかです。免疫力が高まれば、あらゆる病の克服も夢ではありません。

この笑いの効力を医療に取り入れたものが「笑い療法」です。

アメリカのテキサス州、セント・ジョーゼフ病院も「笑い療法」を積極的に取り入れています。

楽しい本やビデオを用意した「笑いサロン」を設置したり、また、看護師さんには、一日に一度、ユーモアのある話をして患者さんを笑わせる義務を課しているということです。

ノースカロライナ州のデューク大学総合がんセンターでは、「笑いカート」「ユーモアバスケット」といわれるものにお笑いグッズを乗せて、患者さんに配っているそうです。この病院にも、ユーモアサロンがあり、楽しい本やビデオが用意されています。

日本でも、先にみたように「病院寄席」をやっている医療機関は少なくありません。神戸のパルモア病院や尾原病院もその一つ。

元大阪大学人間科学部教授で、現在金城学院大学学長の柏木哲夫先生は、ホスピスでのターミナルケアに笑いを取り入れています。ユーモアは恐怖や不安を和らげてくれるため、穏やかな最期を迎えることができるということです。

笑いが糖尿病の薬になる

笑いで糖尿病を治そうという壮大な研究をされているのが、遺伝子のところでも紹介した村上和雄先生です。

長年遺伝子の研究をされてきた村上先生は、先にも紹介したように、眠っている良い遺伝子をスイッチ・オンにすれば健康にも効果があるに違いないという自説を展開されています。そして、笑うことで血糖値が下がる、という仮説のもと、次のような実験を繰り返されています。

二〇〇三年一月、つくば市にあるノバホールで、B&Bという漫才コンビを招き、漫才を聞く前と後で、血糖値にどのような変化が見られるかを試しました。一〇〇〇人が収容できる大ホールです。被験者として協力いただいたのは、五〇代、六〇代の糖尿病の患者さん。もちろん、一般の方にも参加いただきました。

同様の実験を、同年一一月には落語の鈴々舎馬風《れいれいしゃばふう》師匠、二〇〇四年一二月には漫才コンビのザ・ぼんちさんを招いて行っています。

かなりの確率で、血糖値は下がったようですが、ただ、笑いには世代間によって受けるものと受けないものがあり、また、その人の趣味嗜好も絡みます。万人に、同じ漫才、同じ落語で、というのは難しいようです。

しかし、村上先生は、いずれ、糖尿病の薬の代わりに笑いのビデオを渡すようになるだろうと、今なお研究に勤《いそ》しんでおられます。笑うことで血糖値が下がる、という仮説が実証される日は、そう遠くはないでしょう。

笑いで血糖値を下げようという村上和雄先生の試みも、当然「笑い療法」の一つです。先生がおっしゃるように、糖尿病に限らず、あらゆる病が、薬ではなく笑いで治る時代になることを期待したいものです。

笑い療法士の誕生

笑いによる医学的な効果が次々と明らかになっている今、さらに笑いを医療の中に取り入れていこうという動きも出てきています。

日本では、「癒しの環境研究会」が資格認定を行う「笑い療法士」なるものが誕生しています。

笑いが免疫力を高めることにかねてより注目し、独自の「笑い処方箋」を広めてきた日本医科大学助教授の高柳和江先生が、前述した落語家ドクター・中島英雄先生に協力を依頼してスタートさせた制度です。

「笑い療法士」は、医師や看護師といった医療関係者だけではなく、会社員や小学校の教員、主婦など、誰でも受けることができるとのこと。

自分の家族が病気になったとき、あるいは同僚が病気になったときに、「笑い療法士」の本領が発揮されそうですが、笑いは病の予防にもなることから、活躍の場は限りなく広がりそうです。

笑いは内臓を強化する

笑いのジョギング効果

アメリカ・スタンフォード大学のフライ博士は、笑いは内臓を強化し、心拍数を早め、血圧を上げ、呼吸を活発にして、酸素供給量を増やす、と報告しています。

通常一分間に六〇くらいの心拍数が、笑うと一二〇くらいに上がります。

収縮時の血圧は、二〇〇ほどに上昇。

呼吸も浅く速くなります。

これは、まさにジョギングをした後と同じ状態。

運動不足の人は、大いに笑うことで、ジョギングと同じような効果を得られるというわけです。

また、笑うことによって横隔膜が上下運動を繰り返しますが、これが、心臓や胃、腸、肝臓といった内臓にマッサージ効果をもたらすのです。

腹部大動脈の側には、自律神経のセンターとして内臓の働きをコントロールしている交感神経の塊があります。笑うことによって、この部分が活性化され、内臓全体が強化されることもわかっています。

もちろん、大胸筋や肋間筋などの呼吸筋肉も強化されます。

胃腸の消化機能もアップします。笑うことによって、唾液の中にある消化酵素・パロチンが多量に分泌されるためです。

消化を助けるホルモン・ガストリンが分泌されることもわかっています。

笑いは動脈硬化も予防する

さらに、笑うことで血行が促進され、それによって体温が上昇します。冷えは万病の元ですので、体温が上昇するのは健康にいいことなのです。

がん細胞が低体温を好むこともわかっています。体温が三五度くらいまで低下すると、がん細胞は最も活発になるのです。ですから、笑うことで体温を上昇させれば、がん細胞が増殖したり、成長することを防ぐことにもなるのです。

また、笑うことで動脈硬化が予防できることもわかっています。笑うときの呼吸で肺胞が刺激され、プロスタグランジンI2という血小板の凝集力を抑制する物質がつくられるのです。つまり、血管が詰まりにくくなるというわけです。

笑いは運動能力も高める

天才アスリートの秘訣は「笑い」

オリンピックで金メダルを九個もとった陸上界のスーパースター、カール・ルイスさんを知らない人はいないでしょう。しかし、彼が全盛期のころ、次のように語っていたことはご存じでしょうか。

「私は、一〇〇mを全力疾走するとき、ゴールへ飛び込む直前、ニコッと笑っています」

ニコニコっと笑うことで、筋肉の緊張がとれて体がリラックス状態になり、より加速されるというのです。

彼の驚異的なスピードは、何と笑うことによって支えられていたのです。

テレビの画面上では、彼がゴール直前のどこで笑っているのかをうかがい知ることは難しいのですが、本人がそうおっしゃるのですから、間違いないのでしょう。

そこで、私は彼の言葉を試してみようと、ある実験を行いました。

笑うとタイムが伸びるのは本当だった

二〇〇〇年の秋、テレビ朝日との共同企画で行ったものです。

東京都保谷市（現西東京市）の小学校三年生三〇人を対象に、笑うことで運動能力は高まるのか、という実験をしたのです。もちろん、テレビで放映されました。

まず、全力疾走で五〇ｍを走ってもらい、タイムを計ります。

次に教室へ戻り、一時間ほど楽しい話をして、キャーキャー笑ってもらいます。

そして、再び校庭に出て走ってもらい、そのタイムの差を比べようというものです。

ただし、二回目に走るときには、ちょっとした注文をつけました。スタートラインに立ったところで、ゲラゲラ、ワッハッハと大笑いしてもらい、「ヨーイドン！」で全力疾走。さらに、四〇ｍほどのところにスマイルフラッグという旗を立て、そこに来たらニコニコっとしてもらう、というものです。最後の条件は、まさにカール・ルイスの走り方です。

するとどうでしょう。六七％にあたる二〇人の子に、記録の伸びが見られたのです。五〇ｍとはいえ、全力疾走するには三年生にはきつい距離。二度目ともなると、疲れてタイムが落ちると考えられるのですが、そうではなかったのです。

この実験から、笑うことで運動能力は高まる、という結論を得たのです。

笑いを取り入れて商売繁盛

笑いコンサルで業績アップ

近江商人に伝わる商売哲学に次のようなものがあります。
「商は笑にして、勝なり
笑、昇ずれば、商は勝なり
笑を省ずれば、商は小なり」

笑いには、人間関係の緊張を解いて、良好な関係を促進し、親しく近づきになるという効果があります。商売にとって、人間関係が円満であることは絶対条件。近江商人の哲学は、現代のビジネス社会にも十分通用するものです。

この「笑い」を経営に取り入れて、業績を向上させるお手伝いをしているのが、笑顔アメニティ研究所所長の門川義彦さんと、笑顔教室を主宰している野坂礼子さんです。

門川さんは、大手アパレルメーカーで勤めた経験を生かして独立。笑いを経営戦略に取り入れて、数々の企業の業績をアップさせています。門川さんは、おそらく世界で初めての笑顔コンサルタントです。単身、企業に乗り込んで、硬直しきった社員の仏頂面《ぶっちょうづら》を笑顔に変える。売り場に笑顔が戻ると、不思議なことに売り上げがぐんと伸びる。おなじ商品、同じ販売マニュアルに従って売っているのに、売り上げが断然違うといいます。

野坂さんは、もともと専業主婦だったそうですが、生命保険の業界に入ったことがきっかけで、人生を大きく転換されました。その生保に勤めていたころ、上司から「そんな無表情で冷たい顔をしていたら、いっさい契約はとれないだろう」といわれたことに発奮したのです。ちょうどその頃、何気なく読んだ本に「言葉には運命を変える力がある。イメージした願望は必ずかなう」と書かれていました。「そんな馬鹿な」と思いながらも、その日から笑顔の練習をしました。そして商品が売れてニコニコしている自分をイメージし、それまでの口癖だった「しんどい、つらい、できない」をやめて、呪文のように「楽しい、うれしい、できる」とくりかえしました。すると、四カ月後には営業成績がトップとなり、今では立派な笑顔の専門家として活躍されています。

笑うことで財布の紐が緩む

お二人が共通しておっしゃるには、ビジネスで使われる笑顔には、アイコンタクトと表情筋の動きがとても重要だということです。「目は口ほどにものをいう」、という言葉もありますが、どんなに顔が笑っていても、目が笑っていなければ、良好な人間関係を築く笑いにはならないのです。

この本物の笑顔をつくるトレーニングも、お二人は行っています。

私もまた、中小企業の朝礼に出かけて、例の「爆笑三昧」を行っています。これは商売相手に向けての笑いというよりは、自分自身をパワーアップすることで、売上げ向上を目指すものですが、やはり大きな効果があると好評をいただいています。

ある説によると「人間は、楽しいとき、笑っているときに財布の紐が緩くなる」ということです。流通業、小売店に限らず、笑うことで商売繁盛するのは間違いありません。

コラム

笑いの度合いを知る「複合ジェスチャー」

人が笑うときには、次のようなジェスチャーを伴うといわれています。すべて満たせば本当の大笑い。あなたの笑いはいくつ当てはまりますか?

①アッハッハ、オッホッホと、大声を発する。
②口を大きく開ける。
③口の両端を引く。
④鼻にしわが寄る。
⑤目をつむる。
⑥目尻にシワが寄る。
⑦涙を流す。

⑧頭を後ろに反らす。

⑨肩を上げる。

⑩体をねじる。

⑪腹を押さえる。

⑫足を踏み鳴らす。

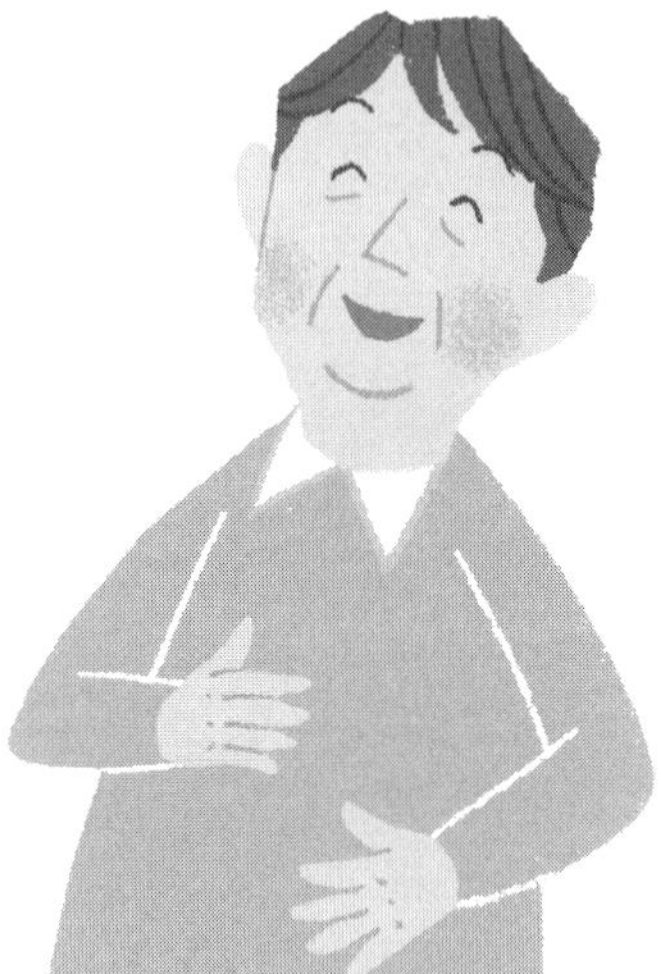

第5章

笑いのトレーニング

ミラートレーニング

心や体を元気にしてくれる笑いや素敵な笑顔を、いつでも、どこでも日常生活の中で行えるようにするには、イメージトレーニングが必要です。潜在意識の中に、楽しいイメージ、明るいイメージ、愉快なイメージをいっぱい取り入れること。それが、表情に現れてくるのです。

その一つが「ミラートレーニング」です。

朝起きたときに、まず鏡に向かい、自分の顔をじっと見つめます。

そして、今日も一日、楽しくて、幸せで、ラッキーに過ごせることをイメージしながら、

「○○ちゃん（自分の名前）、おはよう。今日も顔色がよくて、元気そうだね。今日も一

日、愉快に楽しく、ハッピーに生活しようね」

と、自分に語りかけるのです。

朝起きたときなので、多少は寝ぼけ眼《まなこ》でしょうが、それでも構いません。

毎日繰り返すことで、プラス思考にもなり、笑顔が自然と身につくようになってきます。

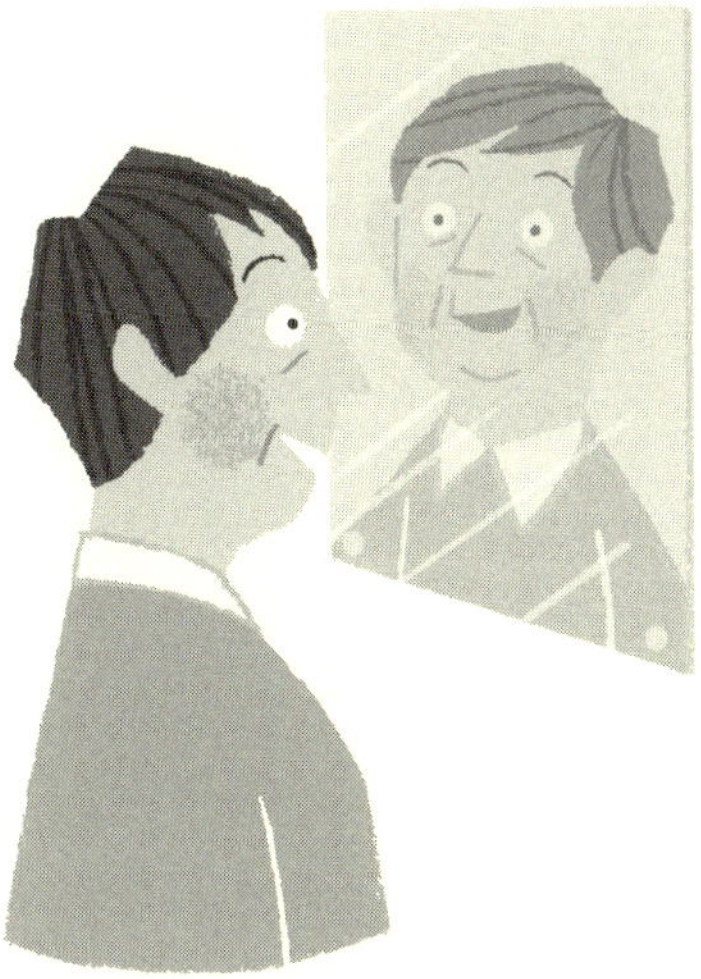

ラファーメーション

ラファーメーションとは、笑いを意味する英語の「Laugh（ラーフ）」と、肯定的自己宣言を意味する「Affirmation（アファメーション）」をつなげた造語です。言葉を使って潜在意識に訴えかけ、自分の能力を開発する方法の一つです。

「私は笑うことが心から好きだ」
「私の笑いは素晴らしい」
「笑いは私を癒してくれる」
「笑うことは素晴らしい」
「私は笑い上手な人間だ」
「私のユーモアセンスは一級品だ」

これから紹介する全ての笑いのトレーニングを行うときに、このような言葉を唱えてから始めれば、心が元気になり、自然と笑いが出てくるようになるでしょう。

フェイストレーニング

顔の筋肉は、一晩寝ると硬直しているものです。ミラートレーニングで、自分に語りかけた後は、その筋肉をほぐすために、次のような運動をします。

①眉間に縦ジワができないように、おでこにシワを寄せます。目を大きく見開いて、思い切り上下させます。それを一〇回ほど繰り返しましょう。

②目の潤いトレーニングです。目をじっとつぶって、ゆっくり開ける。これも一〇回ほど繰り返しましょう。

③②と同じ動きを、今度はパッパッパッパと、素早く行います。

④上、下、右、左と、目玉を動かしながら、見る位置を変えていきます。これも一〇回転ほど行いましょう。

⑤今度はグルグルと目を回します。大きな動きです。一〇回転ほど行えば、目が楽になります。
⑥鼻の下を伸ばして、顔の筋肉をゆるめます。これも一〇回ほど繰り返します。
⑦口を大きく開けて、頬の筋肉をゆるめます。「あ・い・う・え・お」をゆっくりいっても同じ効果を得られます。
⑧頬を思い切り膨らませます。
⑨今度は、頬をすぼめて、ぺしゃんこにします。
⑩最後は舌を出して、左右に動かします。口の周りの筋肉を鍛える動きです。左右三〇回くらい行いましょう。これで、口の周りがシワシワになることも防げます。

スマイルライン

笑顔のチャーミングポイントは口元です。口元の表情が豊かな人の笑顔は、とびきりチャーミングです。

口角がキュッと上がったスマイルラインのある笑顔を目指したいもの。それにはやはり、鏡を見ながら練習するのが一番です。

ところでなぜ、笑顔にとって口元が重要なのでしょうか。

それは、顔の筋肉に関係しているようです。

顔には八〇種類もの筋肉があるのですが、その中で笑うときに使う筋肉は四〇種類ほど。そのほとんどが、頬や口の周りに集中しているのです。そのために、口元が大事なのです。

四〇種類のうち、特に大事な筋肉は大頬骨《きょうこつ》筋と笑筋、口角下制筋、口輪筋、小頬骨筋の五つです。これらをスムーズに動かせるようになると、素敵なスマイルになります。

まず、気持ちをリラックスさせて、自分の最も素敵な笑顔をイメージします。そして、最初は鏡を見ながら、素敵なスマイルラインをつくってみましょう。

慣れてくると、やがて鏡がなくても、いつでも素敵な笑顔ができるようになります。

大きな口を開けて、ゆっくりと「あ・い・う・え・お」を発すると、口の周りの筋肉がほぐれて、美しいスマイルラインをつくることができるようになります。

写真を撮るときに、よく「チーズ」といいますが、「ラッキー」「ウイスキー」など、最後がイ段になる言葉が、美しいスマイルラインをつくってくれるようです。「キムチー」なんていうのもいいでしょう。

ほほえみ練習法

ある団体が推奨している「ほほえみ練習法」というものがありますので、紹介しましょう。それによると、

・ほほえみは、鏡のようにいつも磨いていないとすぐにくもってしまいます。
・ほほえみは、お湯のようにいつも温めていないと、すぐ元の水になってしまいます。
・ほほえみは、呼吸のように絶えず続けていないと、すぐ詰まってしまいます。

として、繰り返しの練習が大切であることを説いています。
では、さっそく次の要領で行ってみましょう。

① ほほえみの「ほ」を、腹式呼吸の要領で息を吐きながら、「ほー」と静かに口の中で唱えてみましょう。

② 目が覚めたら、まず布団の中で深呼吸をしながら「ほー」唱《しょう》をします。すがすがしく目覚めることができます。

③ 眠る前にも「ほー」唱をします。安らかな眠りが訪れます。

④ 座っているとき、立っているとき、歩いているとき、机に向かっているとき、ハンドルを握っているとき、台所にいるとき、勉強をしているとき、仕事をしているとき……などに「ほー」唱を繰り返してみましょう。活力と余裕が湧いてきます。

⑤ 嫌なことにあったとき、嫌な人に会うとき、「ほー」唱をしてみましょう。さらりと、どんな嫌なことも忘れてしまいます。

ぜひ、参考にしてみてください。

空笑で「アッハッハ」

さて、次は声を出して「アッハッハ」と笑うためのトレーニングです。

笑いは、断続的、連続的な呼吸法という話は前述しました。その呼吸をつなげていけば「アハハハ」となり、さらに音声のスイッチをオンにすれば、声を出した笑いになるのです。心が伴わなくても笑いはできます。

素敵な笑いをするためにも、「アッハッハ」トレーニングを行いましょう。

本来は、海や山に面したところで、大きな声を出すのが一番ですが、そういう場所に恵まれている人は決して多くはありません。住宅街ならば、近隣の迷惑にもなりますし。

そこで、私が考案したのが「空笑」です。

声を出さずに、笑いをトレーニングする方法です。ゴルフでいうなら、素振りというわけです。

声を出さずに、呼吸音だけで「アッハッハ」とやるのです。

体を左右に揺すったり、顔をクシャクシャにして行うと、より効果的です。

これは、簡単そうに見えますが、普通に声を出して笑うよりも肺活量を要し、疲れます。一分間もすると、ヘトヘトになるほどです。その分、横隔膜も大いに鍛えられているというものです。

笑いの肉体的な効果のところでも触れましたが、空笑は、普通の笑いよりも疲れることから、内臓の強化にもいいようです。

やっているうちに、自然と楽しい気分になってくるから不思議です。

ただし、他人様の前でやると、ちょっと危ない人に思われますので、なるべくこっそりと行いましょう。

車笑で「アッハッハ」

これは、文字通り車の中で行う笑いのトレーニングです。ルームミラーを見ながら、自分の表情も確認できます。ドアと窓を閉めておけば、空笑ではなく、大声を出しても行えます。思い切り大きな声を出して、力いっぱい笑うには、密室であることがとてもいいのです。

ただし、大事なことは、運転中には決してやらないこと。安全運転が第一優先です。信号待ちや、パーキングエリアで人を待っているときなどに行いましょう。

一人で乗車中、信号待ちでこれをやると、前の車の人には変な人と思われるかもしれません。でも、気にすることはありません。道路交通法には違反しないでしょう。楽しくなくても、無理して笑うことが大切です。

水笑で「アッハッハ」

水笑とは、プールやお風呂など、水につかって行う笑いのトレーニングです。

プールの場合、周りの目もあると思いますので、やはり一人でお風呂に入っているときに行うのがいいでしょう。

まず、鼻の下までお湯に浸《つ》かります。そして、お湯の中で、「アハハハハハ」と息を吐きます。ボコボコっと泡が出ます。決して吸わないように。

いつも意識的に、断続的、連続的に呼吸ができる訓練をすることが大事です。これを繰り返していると、普通の状態でも思い切り笑えるようになります。

辛いときでも、悲しいときでも、悔しいときにでも、大きな笑いができるようになるのです。そのための訓練です。

仲間で「アッハッハ」

一人で笑いのトレーニングをする場合には、車の中やお風呂などの密室がいいのですが、私が行っている「爆笑三昧」のように、みんなで一緒に笑うことも、トレーニングとしては特に有効です。

サークル活動や会合など、大勢で一緒に笑うことができる機会があれば、ぜひ取り入れてみてください。

車座でもいいし、椅子でも、立ってでも、構いません。

ゆったりとした気持ちになって、大きな腹式呼吸を二〜三回行います。

そして、プラスのイメージ、愉快なイメージを持ち、いっせいに「アッハッハ」とやるのです。そのときに、隣り合った人と手をつないで、その手を万歳するように持ち上げると、より効果的です。

誘導モーション

一人で行うときでも、仲間と行うときでも、笑いを誘発させるモーションを一緒に行うと、より気持ちが高揚して、ますます楽しくなり、笑いの輪が広がっていきます。

それが誘導モーションです。

体を揺すったり、お腹を抱えたり、両手を上下させたり、心の喜びを体で表現するのです。

運動場やお風呂場など、全身が映る鏡があれば、より効果的でしょう。そこに映る自分の姿を見て、余計に楽しい気分になるからです。

ぜひ、取り入れてみてください。

スマイル瞑想法

これは自律神経の訓練法です。

まずゆったりと背筋を伸ばして座ります。

両目を閉じて、目の前に、自分の一番大切な人がいることをイメージします。そして、その人に向かって、自分の最高のスマイルを送りましょう。

また、その人も、あなたに最高のスマイルを送ってくれていることをイメージします。相手の素敵なスマイルから、温かいエネルギーがあなたに向かって流れてきます。そのスマイルエネルギーが、あなたの目、口から、体の中にどんどん流れ込んできます。そして、心臓や肺、肝臓、腎臓など五臓六腑《ぷ》すべてに満ち満ちていくことをイメージします。

そのエネルギーは、さらに背骨を伝わって脳にまで達します。大脳にも小脳にも視床下部にも、脳全体に充満していくことをイメージしましょう。

これで、体全体に相手からもらったスマイルエネルギーが満ちていきます。

また、これと同じことが相手にも起こっていることをイメージしてください。つまり、あなたの発したスマイルエネルギーが、相手の体全体に満ちていくというイメージです。

そして、目の前にいる相手に感謝をして、静かに目を開けます。


これは、日ごろ、酷使している内臓たちに感謝の気持ちを表すことにもなります。

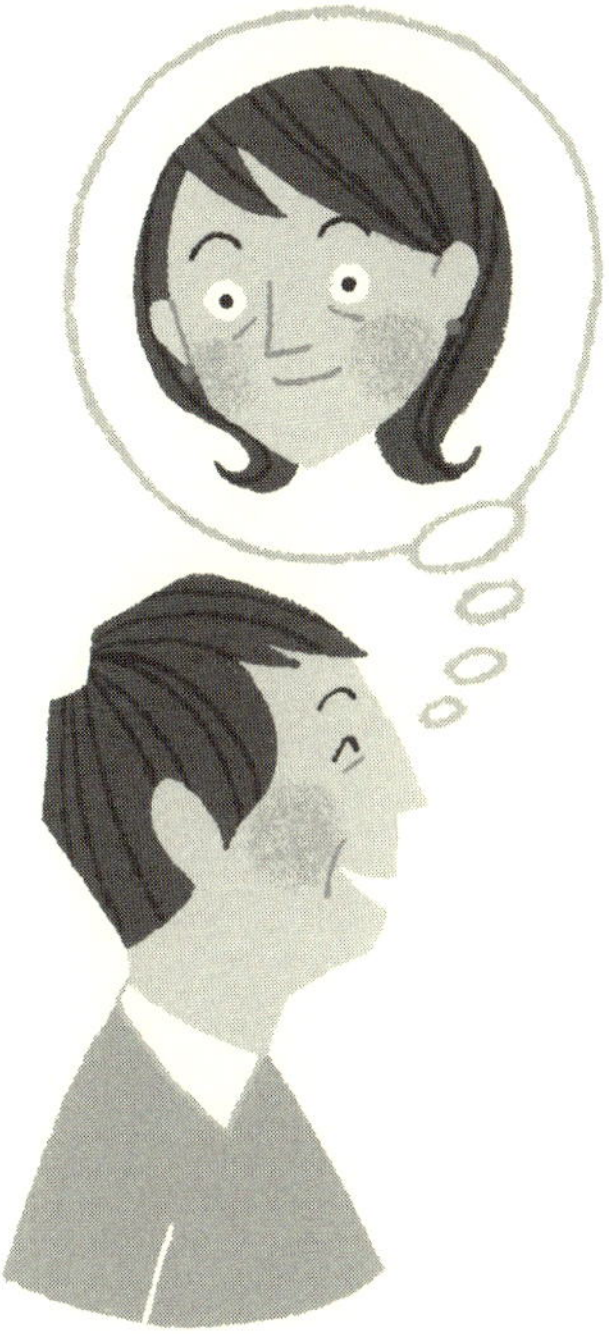

ユーモアトレーニング

日本人が最も苦手とする、ユーモアを発信する能力を高めるために行うトレーニングです。これを実践して、ＨＱ（Humor Quotient ＝ユーモア指数）を高めましょう。

①雑学、常識を広める。あらゆることに知識を広め、インプットしておく。
②あらゆることに好奇心をもつ。
③脳細胞のエンジンを全開にする。
④心をいつも柔軟にして、ゆとりをもつ。
⑤ユーモアのネタ探し、話題の蓄積に励む。気に入った川柳や落語などは、記憶しておく。
⑥⑤で蓄積したネタを、日常会話でことあるごとに使う。

⑦常にユーモアトーク、スピーチを心がける。まずは駄洒落でもいい。

受けるユーモア、ジョークには、自分の失敗談を織り交ぜるといいようです。自慢話を盛り込んだユーモアトークもありますが、嫌味にならないように取り入れるには、ちょっと高度なテクニックを要しますので、まずは、失敗談から始めるといいでしょう。自慢話を取り入れたユーモアトークを一つ、ご紹介しましょう。

いつも笑顔の素敵なレジ係の女性が、ある日、店長に休暇を願い出てきました。店長が、その理由を聞くと、

「最近、お客さんがつり銭を数えるようになったのです。いつもなら、私の笑顔に見とれてそれどころじゃないはずなのに。笑顔に魅力がなくなったのは、疲れているからでしょう。だから休暇が必要なのです」

いずれにしても、あらゆる機会を通してユーモア感覚を磨き、それを言葉に出す習慣をつけることがユーモアセンスを高める近道です。

ユーモアトーク実践編

ユーモアトークの心がけ

ユーモアセンスを磨いたら、さっそく実際の会話の中に取り入れてみましょう。その際、次のような点に気をつけるといいでしょう。

①短いギャグをスパイスとして入れる。一度受けたからといって、同じ場面で何度も使うのは避ける。あまり下品なギャグはマイナス効果。

②①とは逆に、同じ言葉を畳み掛けるように使う。うまくできればユーモアになります。

③軽妙な言い回し、鼻につかない程度のわざとらしさで、おかしみのある語り口調に。ちょっと誇張した言い回しをすることで、現実味が失せて、面白みが増大します。

④わかりやすいモジリ（パロディ）を入れる。諺や名言、金言、流行語、最近のＣＭ、ポピュラーソングの歌詞、有名な芝居のセリフ、誰もが知っている童謡の歌詞、有名な詩や文章の一節、国内外の小話などがモジリのネタになります。普段から、情報収集を心がけ、引き出しを多くしておきましょう。

会話に取り入れたい話題

「ウラキドニ、タチカケサセシ、衣食住」

これは、笑いが生まれるキーワードの頭文字をとったもの。ビジネストークなどに入れると、効果が出ます。

ウラ＝自分が属する業界や、芸能界、スポーツ界の裏話。
キ　＝季節、気候の話題。
ド　＝道楽、趣味の話題。
ニ　＝ニュース性のある話題。

タ＝旅の話。出身地の話でもよい。同郷ならばいっぺんに盛り上がる。
チ＝共通する知人の話題。もちろんその人を褒める話題を。悪口は厳禁。
カ＝家族、家庭の話題。
ケ＝健康の話。
サ＝酒の話。
セ＝セックスの話。ただし下品にならない程度に。
シ＝仕事の話。
そして、衣食住に関する話題。

ユーモアトークの留意点

①前置きは短めに。「これから面白い話をします」などという話に、面白いものはない。
②自分から先に笑い出さない。
③込み入った話はしない。
④あまり古い話はしない。

⑤自分の話として話す。誰かさんが言った、という受け売りは禁物。
⑥その場にいる人全員がわかる話題を。一部の人にだけわかるような内容は避ける。
⑦思いやりのない話はしない。笑いは「心を救うもの」であることを忘れずに。

ユーモア教育は子供のうちから

笑顔は基本的生活習慣の第一歩

さて、ここまで様々な「笑いのトレーニング」を紹介してきました。けれど、笑いについての教育は、本来、子供のうちから始めなければなりません。特にユーモアセンスを磨くには長い年月がかかります。

子供は本来、明るくて元気で、笑うことが大好きです。その感性を大切に育てる場が、家庭と学校です。親や教師は、子供たちに笑うこと、そしてユーモアセンスを磨くことの大切さを伝えなければなりません。そのためには、自らがそのことを意識し、習慣とし、実践する必要があるのです。

ユーモアセンス溢れるアメリカ人の中流家庭では、子供が二〜三歳になると、笑顔の練習をさせるそうです。朝起きて顔を洗うときに、鏡に向かってスマイルトレーニングをするように習慣づけるのです。それから両親に朝の挨拶。その際、とびきりのスマイルでなければ、何度でもやり直しをさせるとか。

彼らは、「笑顔は基本的な生活習慣の第一歩である」と考えており、小学校に入学するまでに徹底的に指導します。まさに躾《しつけ》の一つなのです。

もちろん、親はユーモア溢れる話をたくさんして、子供たちのユーモアセンスが向上するよう仕向けます。

こうした考え方は、ヨーロッパでも同じです。

強く、逞しい人間の育成

最も子供のユーモア教育に熱心なのは、やはりイギリスです。イギリス人は、本当にユーモアセンスのある人間を、次のように捉えています。

「ピンチに陥ったときでも、心のゆとりを失わず、事態を冷静に眺めることができる。そして、肩肘張らずに、さりげなく、難関を克服していく、鍛え抜かれた精神の逞《たくま》しさと英知を持ち合わせた人間」

まさに、ジェントルマンの国に相応しい考え方をしているのです。

つまり、ユーモアセンスを育てる教育というのは、別の見方をするならば、あらゆる競争社会を生き抜き、負けてもくじけず、どんな苦労も乗り越えていく、強く、逞しい人間をつくることにほかならないのです。

ただ単に、面白おかしい人間をつくることではありません。

ただ、健康のためだけに「笑い」を推奨しているのでもありません。

「笑い教育」「ユーモアトレーニング」は、今、心のゆとりを失い、残虐な事件が毎日のように起こっている日本にこそ、必要な教育課題であると、私は思っています。

私が設立する「五育村塾」では、もちろん、笑いの教育、ユーモアトレーニングを実践する予定です。

第6章
ピンピンコロリ人生

ピンピンコロリ人生って何?

世界一の長寿国、日本

私は、日本人というのはあらゆる面で非常に優れた民族であると確信しています。

その一例として、敗戦後の見事な復興を挙げることができるでしょう。昭和二〇年、日本はあらゆるものを失いました。東京をはじめ焼け野原になった都市も一つや二つではありません。広島、長崎では人類史上最初にして最後となった(今のところですが、最後であることを祈らずにはいられません)原子爆弾の投下による大惨劇がありました。しかし、その焦土の中、残された人々の懸命な努力の結果、わずか数十年で経済の分野では実質世界一にまでなったのです。

同時に、世界一の長寿国にもなりました。平成一六年現在、日本人の平均寿命は、女性が八五・五九歳、男性が七八・六四歳です。女性の場合は二〇年間世界一を維持していますし、男性はアイスランドに次いで世界二位です。

本来、日本の国土は決して長生きするのに適した環境とはいえません。長寿に向く環境というのは、北欧諸国のように、気温が低くてバクテリアの繁殖が少なく、森や湖に象徴される緑と水が豊富なところです。しかも、人口がそう多くはないことも条件の一つになります。これに比して、日本は高温多湿で、狭い国土に多くの人間がひしめいています。それにもかかわらず、世界一の長寿国になったというのは、それだけ日本人の肉体と能力、そして生活ぶりが優れているからにほかなりません。

一〇〇歳を超える方の人数も二万五〇〇〇人を超えました。圧倒的に女性が多いのですが、長寿国であるということは十分に誇っていいことです。

長寿ではあるけれど……

ところが、長寿とはいえ、悲しいかな健康長寿を全うしているとは決していえないのが日本の現状です。

亡くなられる前の健康状態を調べた厚生労働省の発表によると、平均で女性は約二年半、男性は約一年半、寝たきりになるか認知症になっているというのです。つまり、多くの人が何かしらの病を持ち、要介護状態になって亡くなっているのです。

その結果、国民医療費が年間三一兆円を超えてしまいました。この逼迫《ひっぱく》した日本の国家財政の中で、膨大なお金が医療費として使われているのです。しかも、そのほとんどが六五歳以上の高齢者にあてられたものです。莫大な医療費をかけて、最後は病気で亡くなるなんて、とても悲しいことです。国家的見地からも、一刻も早い解決策が待たれるところです。

アメリカもかつて、日本と同じように医療費の問題で頭を抱えていました。フォード大統領のころです。当時のアメリカでは、健康と教育の問題が国家的課題でした。そこでフォード大統領は、国家的見地からこの二つの問題にメスを入れました。健康問題に関しては、マクガバンという議員が中心となり、あらゆる観点から原因を追究し、その解決策をまとめたのです。マクガバンレポートと呼ばれるその中では、日本食がもっとも健康的であるという結論に達し、国民に広く伝えました。その結果、現在のアメリカ人は、健康長寿を全うされる方が非常に多いのです。

アメリカの人口は日本の約二倍ですが、一〇〇歳以上の方は日本のそれに比べて約三倍というデータがあります。

アメリカ人の健康法

では、アメリカ人はどのように健康を取り戻したのでしょうか。

まず、マクガバンレポートにもあるように、日本食を見習い、肉食中心の食生活から魚と野菜を中心とする食生活に切り替えました。高タンパク、低カロリーの食生活です。回転寿司が人気を博しているようですが、お米を含めて、日本食を好む人が増えているのです。ただ、野菜を多く摂るようになったとはいえ、その野菜自体の栄養価が減ってきています。五〇年前の栄養価に比べ、一〇分の一から二〇分の一にまで激減しているのです。

それを補うため、彼らはサプリメントを摂取しています。彼らは「食べる」と表現しますが、ビタミンやミネラル、植物繊維などの健康補助食品を取り入れることにより、健康長寿を達成したのです。

二つ目は、タバコを止めました。喫煙がいかに体を蝕むか、今さらいうまでもありませんが、アメリカでは喫煙者が激減しています。長年タバコを吸い続けた女性が肺がんになり、その損害賠償を大手タバコメーカーに請求したところ、それが認められたという事例もあります。一個人が大企業を相手に訴訟を起こし、企業側が敗訴するなど、日本の裁判では考えられませんが、それほどタバコには害のあることを国家として認めていることを示す一例です。

日本でも、喫煙者の数は年々減少傾向にあるようですが、それでもまだまだ十分とはいえません。乳飲み子を抱えながらタバコを吸っている若いお母さんを見ることも少なくありません。実に嘆かわしいことです。

逆行する日本の食生活

かつてマクガバンレポートによって世界一の健康食と称えられた当の日本では、その後どうなっているでしょう。悲しいことに、食の欧米化とファーストフード化が進んでいます。

その顕著な例が沖縄県です。

沖縄はかつて、女性も男性も日本一の長寿県でした。これは県民一人当たりにかかる医療費が最も少なく、そして平均寿命が最も長いという意味です。

沖縄県が日本一の長寿を誇ったその理由は、あの素晴らしい自然環境とそこで育まれた食材を利用した伝統食にありました。温暖な気候の下、ミネラルいっぱいの海草やゴーヤなど、沖縄は健康食の宝庫だったのです。

ところが、女性は今も日本一の長寿を保っていますが、男性は何と二六位にまで落ちてしまいました。その原因が、食生活の変化にあるというのです。

この傾向は沖縄県のみに限られたことではありません。国民病といわれる糖尿病をはじめ高血圧症や肥満など、日本人が直面する病はどれも食生活に大きく起因しています。

一方、この食生活を見直すことで、男性長寿日本一になったのが、長野県です。長野県はもちろん環境には恵まれていますが、野沢菜に象徴されるように塩分をたくさん摂取する食習慣があり、高血圧に絡む病で亡くなる人が多かったのです。この塩分の摂りすぎという食生活を積極的に改善したところ、今や一人当たりの国民医療費が最も少ない県になったのです。

長野県のように各自治体の取り組みも大切ですが、アメリカを見習い、日本の為政者《いせいしゃ》も国家的見地から、健康問題に取り組んでもらいたいものです。もっとも、アメリカには、日本のような国民皆保険の制度がないため、病気になったときの自己負担がとても大きいという事情があります。そのため、一人ひとりが病気にならないよう心がけているわけですが、やはり国家的に取り組んだことが功を奏したといえるでしょう。

死ぬまで元気でコロリと召される

前述したように、長寿世界一の日本ではあっても、最後の最後までお元気で、そしてコロリと亡くなる方はほんの一握りしかいません。

たとえ一〇〇歳まで生きても、最後の二年間が病気だったりボケてしまっては意味がありません。八〇歳でも、九〇歳でも、死ぬ間際まで元気で生きて、そしてある日コロリと神様に召される。これが「ピンピンコロリ（ＰＰＫ）人生」です。

ピンピンコロリ（ＰＰＫ）人生を全うされた代表者といえば、あの国民的人気を博したきんさん、ぎんさんご姉妹でしょう。本当に素敵な双子のおばあちゃまでした。お姉さんのきんさんが一〇七歳、妹さんのぎんさんが一〇八歳。最後の最後まで元気溌剌《はつらつ》で現役を全うし、素敵な笑顔を私たちに振りまいて、その上、きちんとお金も稼いでコロリと亡くなられました。このお金を稼ぐというのは「ピンピンコロリ（ＰＰＫ）人生」では大切なことなのですが、詳細は後ほど述べることにしましょう。

そしてピンピンコロリ（ＰＰＫ）人生を送るには、たった五つの心構えを実行するだけでいいのです。

第一に、笑うこと。

第二が、感動すること。この中には、ときめきの心も含まれます。男女とも異性を意識するというときめきが象徴的ですが、異性に限らずあらゆることにワクワクしていたいものです。

第三が、感謝の気持ちをもつこと。

第四が、プラス思考でいること。

そして第五が、高い志と大きな夢をもつことです。

この五つを心がけるだけで、間違いなくピンピンコロリ（ＰＰＫ）の人生を送ることができます。心を健全に保つことで身体にもプラスの影響が現れ、病気をしない、病気になってもすぐに治る、そんな身体になれるのです。

ピンピンコロリは自分のためならず

さて、ピンピンコロリ（ＰＰＫ）人生を推奨するのは、何も国家的財政問題の解決のためではありません。もちろん、ご本人に、人生の最後まで生き生きと天寿を全うしていただくためであることはいうまでもありませんが、実は、もう一つ大きな理由があります。

それは、介護や看病をする側の人間に関わる問題です。

介護保険制度がかなり広まってきていますが、それでもやはり家族の負担は少なくありません。中には、未だに他人の手を借りることへの抵抗感から、介護保険制度を利用せず、自分たちだけで何とかしようと無理をされている家族もいるようです。

数カ月の間ならまだ、何とか頑張ることも可能でしょう。けれど、いつ終わるという目《め》処《ど》のない老人介護は、当事者にとって半永久的に続くかのように思われる過酷な毎日となるのです。

ただでさえ、病人の方はマイナスの気をもっているもの。その気を跳ね返すだけのプラスの力がないと、介護や看護をする人がマイナスの気に負けてしまい、その人も倒れてしまうというケースも少なくありません。家族の介護に疲れて病になったり、ノイローゼになってしまったり、あるいは自ら命を絶ってしまうという悲しい事例が後を絶たないことが何よりの証明です。

自分の大切な家族をそんな不幸な目に遭わせないためにも、ピンピンコロリ（ＰＰＫ）人生を送れるよう、元気な今から心がけておくことが大切です。

ピンピンコロリ（ＰＰＫ）は、自分も、そして周りの人間をも幸せにする生き方にほかなりません。

生涯現役、生涯青春、生涯学習

先ほど申し上げたピンピンコロリ（ＰＰＫ）人生達成のための五つの心がけ、「笑いましょう、感動しましょう、感謝しましょう、プラス思考になりましょう、夢・志を持ちましょう」を全部取り入れた生き方が、「生涯現役」「生涯青春」「生涯学習」の「三生涯」です。

これらは私の座右の銘でもあります。この「三生涯」を実行することで、脳細胞は生き生きと活性化され、そしてピンピンコロリ（ＰＰＫ）人生を全うすることが可能になるのです。

コラム

四人に一人がボケる時代

今や認知症は、六五歳以上の五％に見られるといわれます。八五歳を過ぎるとその数値は二五％にまでのぼり、なんと四人に一人の割合で発症するといわれています。

いわゆる「ボケ」といわれる症状とはどんなものなのでしょうか。本人のためにはもちろん、周りにいる人のためにも正しく認識しておく必要があります。

認知症には、「脳血管性認知症」と「アルツハイマー型認知症」の二つのタイプがあります。前者は、脳梗塞や脳内出血をはじめとする脳血管の障害が元になっておこるもの。いわば血管の老化によるものです。後者については、いまだはっきりとした原因はわかっていませんが、脳内にある神経伝達物質、特にアセチルコリンという物質の代謝が関与しているとされています。こちらは脳の老化といえるでしょう。

以前は、アルツハイマー型のほうが少なかったのですが、現在は逆転して、アルツハイマー型が四三%、脳血管性が三〇%、混合型が一〇%、その他が不明となっています。

主な症状としては、記銘力（ものを覚える能力）や記憶力、見当識《けんとうしき》（時、所、人などの見当）、計算力、判断力が著しく衰えていきます。

また、それに付随して、自発性の低下、意欲減退、発語（言葉を発する）の減少なども見られます。さらに、不安感や焦燥感が募るなどの情緒障害、徘徊などの異常行動、幻覚症状や被害妄想といった症状を伴うようなことも。

認知症にかかった本人は、それと自覚していないケースが多いといいます。自分で「ボケた」といっている間はまだまだ正常。周りにいる人が、いち早く症状を察知し、治療に当たるようにケアすることが重要です。

現段階では、認知症の特効薬はありません。認知症にならないようにすること、つまり予防が何より大切です。

そのためにも、ピンピンコロリ（ＰＰＫ）のための五つの心がけを実践してみてください。

生涯現役でピンピンコロリ

「生涯現役」は世のため人のため

死ぬまで元気でコロリと亡くなるのが「ピンピンコロリ（ＰＰＫ）人生」ですが、死ぬまで元気で働いているのが「生涯現役」です。ボランティアでもかまいませんが、お金を稼ぐということにも大きな意味があります。

清貧という言葉があるように、どうも日本人は「お金を稼ぐ」ということにあまりいいイメージをもっていないようです。けれどお金がなければ、どんなに素晴らしい心と肉体をもっていても立派な人生を送ることはできませんし、世の中の人を幸せにすることもできません。

お金に対して偏見をもつ理由は、悪い稼ぎ方をする人や、間違った使い方をする人がいるためです。正しい方法で稼いで、正しい使い方をすることは、世のため、人のためにもなるのです。人間は六〇歳を過ぎたら、ここまで長生きさせてくれた世の中や周囲の人に感謝をして、還元するという気持ちをもつことが大切です。

といっても神様ではありませんから一〇〇%を世のため、人のために使うことは無理な話です。やはり自分が一番大事ですが、少なくとも半分は世のため人のために還元しましょう。これだってとても立派なことです。

また、高齢社会が進展する中、もう若者には頼っていられないのが現状です。年金にしてもそうそう当てにはできません。高齢者も自分のことは自分で賄《まかな》わなければならない時代になっているのです。

いつまでも現役で働いて、自分の生活は自分で面倒をみる。その上、税金を納めて世のため人のために尽くす。生涯現役で、しかもお金を稼ぐということは、こんなに素晴らしいことなのです。どうぞ胸を張って生きてください。

ただ、生涯現役といっても、例えば会社の社長さんがいくつになってもその立場にしがみついている、という意味ではありません。そういうものは若い人に譲っていくべきです。肩書きなど気にせずに、実質的に体と頭を使い、世のため、人のために働くべきです。

日本人は、元来働くことが大好きな民族のはず。生涯現役で、働き通しましょう。

「生涯現役」で生きがいをもつ

生涯現役をお奨《すす》めする何よりの理由は、生きがいを持ち続けていただくためです。

老人自殺について調べた悲しいデータがあります。七五歳以上について調べたところ、年間一万人ほどの方が自ら命を絶っているのです。

理由は様々です。不治の病であったり、経済的な貧困であったり、または家族関係をはじめとする人間関係に悩んでいたり。けれど、そういった問題がまったくない方もいらっしゃるのです。健康でお金に不自由することもなく、家族にも恵まれているにもかかわらず、なぜ自殺という道をたどったのでしょうか。

よくよく調べたところ、生きることがつまらなくなった、生きることに意味を見出せなくなった、という理由が明らかになりました。つまり、「生きがい」を持てなくなった方が、老人自殺をされているのです。

生きがいとはつまり、他人様から認められること、あなた様のお蔭ですといわれることです。家族は自分の一部のようなものですから、他人様とはいえません。家族以外の方から認められることが「生きがい」につながります。

人間は生きがいがなくなると、生きている意味を見出せなくなる動物なのです。

そのためにも、生涯現役でいられるよう、若いうちから準備をしておくことが大切です。

「生きがい」をもつために

生きがいをもって生涯現役を貫くには、たった三つのことを実践すればいいのです。

一つは、スケジュールをいっぱいにしておくこと。朝起きてから夜眠るまで、たくさんやることをつくるのです。生涯現役を貫くには、仕事であることが理想ですが、仕事でなくてもかまいません。ボランティア、お茶会、囲碁会、勉強会などなどです。これが、朝起きて、ご飯を食べて、散歩をして、昼ご飯を食べて、昼寝して、風呂に入って、夜になる、といったような生活ではいけません。第一、これでは脳が先にボケてしまいます。自ら進んで、やるべきことを見出していきましょう。

二つ目は、「あなた様のお蔭です」と感謝してくださる方を大勢つくることです。これも仕事で得られる感謝であることが理想ですが、例えば自分が長年培《つちか》ってきた得意技や奥義を極めた趣味を、他人様に伝授するといったことだっていいのです。ゴルフのレッスン、手芸、源氏物語の読み聞かせ、ガーデニングの方法などなど。お金を取って教えれば、それが仕事になりますが、もちろん趣味の世界、無料でもいいではないですか。

つまり、世のため、人のためです。世のため、人のために生きなければ、生きがいはなくなるのです。己だけが、という生き方をしていては、どんなにお金があっても、どんなに健康でも、家族に囲まれていても、生きがいをもつことはできません。

三つ目は、夢、志をもつことです。何歳になっても、ちょっと先にゴールをつくって、それに向かって努力をすれば、それが一番の生きがいになるでしょう。

生涯青春でピンピンコロリ

歳を重ねることが老いることではない

ここで、アメリカの詩人、サムエル・ウルマンさんの「青春」という素晴らしい詩を紹介しましょう。原語で読めるといいのですが、そうもいきません。日本で最もポピュラーな岡田義夫さんの訳でお伝えします。

青　春

青春とは人生のある期間を言うのではなく、心の様相を言うのだ。
優れた創造力、逞《たくま》しき意志、炎ゆる情熱、怯懦《きょうだ》を却《しりぞ》ける勇猛心、
安易を振り捨てる冒険心、こう言う様相を青春と言うのだ。

年を重ねただけで人は老いない。
理想を失う時に初めて老いが来る。
歳月は皮膚のしわを増すが、情熱を失う時に精神はしぼむ。
苦悶や狐疑《こぎ》や、不安、恐怖、失望、
こう言うものこそ恰《あたか》も長年月の如く人を老いさせ、
精気ある魂をも芥《あくた》に帰せしめてしまう。
年は七十であろうと十六であろうと、その胸中に抱き得るものは何か。
曰く、驚異への愛慕心、空にきらめく星辰《せいしん》、
その輝きにも似たる事物や思想に対する欽仰《きんぎょう》、
事に処する剛毅な挑戦、小児の如く求めて止まぬ探求心、人生への歓喜と興味。
　人は信念と共に若く　疑惑と共に老ゆる。
　人は自信と共に若く　恐怖と共に老ゆる。
　希望ある限り若く　失望と共に老い朽ちる。
大地より、神より、人より、美と喜悦、勇気と壮大、そして
偉力の霊感を受ける限り、人の若さは失われない。

これらの霊感が絶え、悲嘆の白雪が人の心の奥までも蔽いつくし、
皮肉の厚氷《あつごおり》がこれを固くとざすに至れば、この時にこそ
人は全くに老いて、神の憐みを乞うる他はなくなる。

愛読されている方も多いと思いますが、本当に素晴らしい詩です。どんなに若い方でも、この詩に描かれている心を失ってしまえば、若年寄になってしまうというものです。

私自身、この詩を人生の指針としています。前にも述べましたように私の暦上の年齢は七三歳ですが、肉体年齢は五三歳、精神年齢は三三歳と自負しています。精神、心の持ち様が大切ですので、暦の年齢の半分くらいの若い気持ちをもっていることが素晴らしい人生につながっていくのだと信じています。

いくつになっても青春の志をもって生き続けることこそ、死ぬまで青春、「生涯青春」を貫けるということです。

自立力、自立心のない男性

さて、「生涯現役」を貫くためにも、「生涯青春」でいるためにも、後に述べる「生涯学習」を実践するためにも必要になってくるのが「自立力」「自立心」です。

ここに、ミドルエイジ以上の方を対象に行ったアンケートがあります。それぞれ、男女別に行われました。

質問「今、あなたが置かれている境遇の中で、最も大切な人、最も大切なものを三つ挙げてください」

これに対する男性の答えは、不思議なことにトップはほとんど同じで、二位、三位はバラバラな回答でした。トップは「奥さん」というものです。

一方、女性の回答は様々で、一位「子供」、二位「友達」、三位「お金」という結果でした。

女性は自分のお腹を痛めて子供を産みますから、一位が「子供」というのは頷《うなず》けます。

また、ある程度年齢を重ねると、女友達の存在も大きくなるようです。そして、資本主義社会で生きていくのですから、当然お金も大事です。いずれも納得できる回答なのですが、腑《ふ》に落ちないのが男性諸君。自分たちは「奥さん」をトップに挙げているのに、女性の回答には「夫」とか「お父ちゃん」とか「旦那」という言葉が見当たりません。やはり女性は冷徹で打算的だ、と思われるかもしれませんが、そこに大きな落とし穴があるのです。

このアンケート結果は、男性に自立力、自立心のないことを如実に物語っているのです。つまり、男性が「奥さん」を大事に思うのは、「奥さん」がいなければ生きていけないからなのですね。逆に女性は、旦那がいなくても強く逞しく生きている、つまり自立力、自立心が旺盛なのです。

天国で待ちぼうけする男性

よくいわれることですが、奥さんに先立たれた男性は後を追うように亡くなられるケースが多いようです。ある統計では、奥様が亡くなられてから、早い方で一年以内、遅くても三年までには天国に召されるそうです。病気になる方もいますし、自ら命を絶たれる方もいらっしゃいます。

これに比べて女性はどうでしょう。平均寿命からして、ほとんどの場合、先に旦那様が亡くなります。そのときに「お父ちゃん、私もすぐに後を追うからね」と一旦は涙に暮れます。その言葉を真に受けて、お父ちゃんは天国で今か今かと待っています。ところが待てど暮らせどなかなか来ない。一年経っても三年経ってもやってはきません。さて、何をしているものかと、天国から下界を覗いて見ますと……。世話のかかったお父ちゃんがいなくなって清々した奥さんは、先ほどのアンケートにあるように、かわいい子供と楽しい友達に囲まれて生き生きと暮らしているではありませんか。お父ちゃんの保険金が入ったのか、お金にも困っていません。「これからが私の本当の人生だわ」といわんばかりに、実に溌剌《はつらつ》としているのです。そして一〇年も二〇年も、中には三〇年も五〇年も長生きされる。

これが現状です。旦那さんを亡くして、いつまでも元気のない女性はほんの一握りといっていいでしょう。

男性も、奥さんに先立たれたら、「これからが俺の人生だ」と思えばいいのです。娘のような、孫のような若いお嫁さんをもらって、二〇年も三〇年も生き永らえたらいいのです。しかし、基本的に自立心がありませんから、なかなかそうはならないようです。

旦那様教育も愛のうち

奥さんが海外旅行などで長期間、家を留守にしたときなど、男性は自立力のなさを思い知らされるでしょう。

まあ、最初の数日は、奥さんが用意していってくれた食べ物などもあり、最近ではコンビニ弁当もそこそこイケますので、そう困ることはありません。でも、弁当もそのうち飽きてくる。外食するにはお金がかかる。といって自炊もできない。まず、食生活で不便を感じます。

次に、ホコリが溜まってきます。人間がいなくてもホコリは溜まりますが、人間が一人生活しているだけで、相当の量が溜まってきます。けれど、掃除をしようという気になる男性はごく僅かです。

洗濯物も溜まってきます。全自動洗濯機があるにもかかわらず、洗濯すらできない男性がまだまだいます。仮に全自動洗濯機に任せて洗濯ができたとしても、それをたたんで所定の場所にしまうということがおできにならない。そのうち、何がどこにあるのかわからなくなり、やっと見つかったとしてもクシャクシャな状態だったりするわけです。

さらにボタンが取れても、ほころびができても直せません。若い男性は学校でそれなりに裁縫や運針を習っているようですが、我々の年代は、針というものをもったことがありません。裁縫に関してはまったく無力です。

男性は、このように生活する力、自立力に欠けているものなのです。

しかし、これではいけません。奥様が先に亡くなられた後、「生涯現役」「生涯青春」「生涯学習」を実践し、ピンピンコロリ（ＰＰＫ）を全うするためにも、若いうちから、自立心、自立力を鍛えておく必要があります。

それには奥様の力も必要です。あまりに旦那様を大切にして、何もかも面倒を見てあげることは、決して旦那様のためにはなりません。料理も洗濯も掃除もできるよう、旦那様教育をしてあげてほしいと思います。それも、夫婦の愛の一つです。

生涯学習でピンピンコロリ

好きなことを好きなやり方で

「生涯学習」とは、死ぬまで勉強して、自分を磨くことです。少しでも立派な人間になれるよう、今日よりは明日、明日よりは明後日と成長を続けながら天国へ旅立つのです。最近は「生涯学習」という言葉もかなりポピュラーになり、特に地方の行政区では力を入れているところが増えてきました。立派なハード（施設、建物）をつくり、ユニークな講座、サービスを用意し、優秀な講師を招くなどソフト面も充実しています。

ところが、ここでもやはり、その恩恵を積極的に取り入れているのは圧倒的に女性です。男性は、定年を迎えて忙しい時期を過ぎても、女性ほど生涯学習を実践してはいません。この辺りにも、女性があらゆる面で男性より元気な原因があるようです。男性もぜひ、「生涯学習」を心がけていただきたいものです。

「生涯学習」を実践するには、いくつかのポイントがあります。

まず、好きなことを選ぶことです。カッコつけて、ちょっと難しそうなものに手を出すと長続きはしません。そこで無理をすると逆にストレスになり、健康上もよくありません。

次に、好きなやり方で学ぶことです。何もカルチャースクールに行くだけが生涯学習ではありません。自宅で、寝転びながら、おやつを食べながら、ＮＨＫの何とか講座を履修してもいいのです。

そして、好きな人と学ぶこと。夫婦一緒に、あるいは気楽な友人と行えば、一緒にいるだけでも楽しい。

好きなことを、好きなやり方で、好きな時に、好きな人と一緒に、というのが生涯学習を実践するポイントです。

自分の株を買う

自己啓発としての「生涯学習」のため、「自分の株を買う」こともお奨めです。といっても、証券会社に出向いて、私の株を売ってください、ということではありません。学ぶために自己投資をするということです。

まず、本をたくさん読むことです。本ほど素晴らしいものはありません。読むだけで、脳が活性化され、判断力も思考力も高まります。今は音声やビジュアルが先行する時代ですが、人間はもっともっと活字に親しむべきです。活字に触れずにいると、それこそ脳が腐ってしまいます。

新刊本なら一五〇〇円ほどしますが、古本屋さんに行けば一〇五円で涙が出るほど素晴らしい本に出会えます。こんな素晴らしい本がこんな値段で買えるのかと、私はいつも泣きながら山ほど本を買っています。

どんな内容の本でもかまいませんが、人間性、人格を高めてくれるものにしたことはありません。人間力を高めることが生涯学習の極みなのですから。歴史モノや、先達の伝記モノなど、私は好きです。その人の人生を自分に置き換えることで、たくさんの感動を得られます。

自己投資の二つ目は、自己啓発のビデオやテープを購入することです。趣味のものでもいいでしょう。

三つ目は、講演会やセミナーに出かけること。本やビデオでは得られない、講師の方が発する生《なま》のエネルギーが伝わります。気、パワーをもらえるのです。そのためにも、なるべく一番前の席で聞くことをお奨めします。唾が飛んでくるほどの近さです。同じ話を聞いても、受ける波動がまったく違うはずです。

自分の株は上がり続ける

本やビデオの購入費、セミナーの参加費が、自己投資となるのです。実収入の五%ほどを最低限の投資額にあててみてください。

そして、こうして購入した自分の株は、決して売ってはいけません。株を売り買いするのは、株価が上がったり下がったりするためですが、自分の株は、決して値下がりしないからです。一生涯、上がり続ける株なのです。自分の価値が向上していくことを楽しむことができるのです。自分が死んだ後、天国に行っても、この株価は上がり続けるでしょう。

生きがいをもってキラキラと、ときめく心でルンルンと、自己啓発でユーモアセンスも磨いて、毎日すてきな笑顔をふりまけたなら、人生の王道、ピンピンコロリはあなたのものです。

コラム

大笑いで大往生した浪越徳治郎さん

指圧の元祖で知られる浪越徳治郎先生は、九四歳で天寿を全うされました。そうです。あの、「指圧の心　母ごころ　おせば生命の泉湧く」といって、ワッハッハッハと大笑いしていた先生です。かの有名なハリウッド女優、マリリン・モンローさんの指圧をしたことでも有名です。

浪越先生もまた、一生懸命に笑いを推奨されていました。ご自身は天衣無縫《てんいむほう》で、夜になったら必ずお酒を召されていたそうです。日本酒でもビールでもワインでも、何でもござれ。銀座を飲み歩き、しこたま酔って、そしてバタンキューと寝る。これにご自身が考案された指圧と笑いが加われば、万全の健康法だと豪語されていました。

まさにピンピンコロリ（ＰＰＫ）。かくありたいものです。

おわりに

私は、かねてから「人生三期説」を唱え、自らの人生について「江見式ライフプラン」をまがりなりにも実践してきました。
第一期「就職期」（二〇～六〇歳）……株式会社高島屋勤務
第二期「就実期」（六〇～八〇歳）……社会教育家活動
第三期「就熟期」（八〇～一〇〇歳）…寺子屋「五育村塾」活動
この第三期が近づいてきたのですが、とても八〇歳まで待ちきれないため、近々、第三人生計画を立ち上げる予定です。
場所は、千葉県南房総鴨川市江見在。
東洋のコートダジュールを彷彿させる大リゾート地帯。
紺碧の海、純白の浜辺、緑の松林、数々の胸躍るオーシャンリゾート。さらには、日本棚田百選の「大山千枚田」が広がる田園地帯。
ここを私の「終《つい》の棲家《すみか》」と定め、寺子屋方式による「江見五育村塾」を開講、未来の日本を担う青少年育成自然塾と、高齢社会の活力源となる中高年活性社会塾の二方面作戦を展開します。

ちなみに五育とは、知脳育、徳魂育、気体育、笑楽育、食環育の五つをいいます。

ひるがえって、わが国の内外情勢が多事多難な折、すべての日本国民が今こそ日本人の誇りと魂を取り戻すべきときです。

ここに、あの世界的天才科学者、アルバート・アインシュタインが大正末期に来日した際、日本について残したといわれる言葉を紹介します。

「近代日本の発展ほど世界を驚かせたものはない。一系の天皇を戴いていることが今日の日本を在《あ》らしめている。

私は、このような尊い国が世界上のどこか一箇所くらいなくてはならぬと考えていた。

世界の未来は進むだけ進んで、その間、幾多の争いが繰り返され、戦争に疲れるときがくる。そのとき、世界の人類は必ず真の平和を求めて、世界的な盟主をあげなければならないであろう。この世界の盟主なるものは、武力や金力ではなく、あらゆる国の歴史を抜き越えた、最も古く、また最も尊い家柄でなければならない。

世界の文化はアジアから始まったが、アジアから始まった文化はアジアに帰るであろう。それはアジアの高峰、日本に立ち戻らなければならない。

我々は神に感謝する。我々に日本という尊い国をつくってくださったことを……」

今こそ「世界は日の出を待っている」のです。その太陽こそが「笑い」です。

そうです！　その日本再生の救世主こそ「笑い」なのです。

最後に、「笑い」についての最もよき理解者であり、素晴らしき実践者であり、日本をいや世界を代表する大科学者である筑波大学名誉教授の村上和雄先生に万感をこめて敬慕の念を捧げると共に、私の強い信仰の源泉となっている「生長の家」の総裁先生はじめ諸先生方、そしてこの度素晴らしいご縁をいただいて出版の運びとなった日本教文社の各位に厚い厚い感謝の祈りを捧げたいと思います。

二〇〇六年五月

江見明夫

笑いを促進している主な団体（順不同）

【生長の家】

谷口雅春師が創始した神道系の宗教法人。神道、仏教、キリスト教をはじめさまざまな宗教哲学をとりこんだ独特の教義をもつ。信者は国内外に二〇〇万人ほど。

谷口師の著書『生命の實相』（全四〇巻）の第七巻では、特に笑いについて明記されている。そこには「諸君よ、笑え、笑え、盛んに笑え。……快活に小鳥のように陽気のみちた生活を送ろう……快活な人は周囲に幸福と健康とをまいて歩く。明るい朗らかな深切《しんせつ》な笑顔を向けられては何人《なんぴと》も幸福にならずにはいられない」とある。

全国各地で開催される「練成会」では、必ず「笑い」を推奨する講話と、参加者による「爆笑」を実践している。

【天風会】

創設者・中村天風《てんぷう》がインドでヨガ哲学の悟りを得て、「心身統一法」を創案。その教えを受けて、精神的にも肉体的にも蘇った人が一〇〇万人を超す。教本でもある『天風誦句集』には、「喜びだ、感謝だ、笑いだ、小躍りだ……」の一節がある。「笑え」との号令の下、全員が大笑いしてから食事に入るという習慣をもつ。

【倫理研究所】

文科省認定の社団法人。昭和二〇年、丸山敏雄によって創設され、個人会員が二五万人、法人会員が五万人ほどいる。純粋倫理観を世界中に広め、個人の生活も企業の経営も倫理観に則《のっと》った生き方をと提唱している。

指南書ともなっている『万人幸福の栞』には、「明朗」「愛和」「喜働」という三つの基本理念が記されている。特に「明朗」に関しては、「明るいということは、正しいことより優先する」とある。正義は宗教や文化によって異なるが、明るさの尺度は共通であるという意味。

法人部門の「倫理法人会」で開催される経営者モーニングセミナーでも、「笑い」をテーマにした講演会と実践を行っている。

【日本笑い学会】

一九九四年七月、関西大学で誕生。会長は、関西大学名誉教授の井上宏氏。現在、全国に一五の支部があり、一五〇〇人の会員を擁《よう》する。「人間はなぜ笑うのか」、「笑いの本質や機能」、「人間生活において笑いとユーモアがいかに重要であるか」などを総合的に研究する学会。「笑いの講師派遣」の斡旋も行っている。

【笑顔共和国】

一九八七年、地球上のどんな地図にも載っていない「笑顔共和国」が、「全世界を心からの笑顔で満たす」という理念のもとに建国された。大統領は福田純子。

国民は、老若男女、世代や職業を問わず、現在約五〇〇〇人。唯一の努めは、笑顔の種を蒔く「お百笑《ひゃくしょう》さん」になること。

参考文献（順不同）

『笑いが心を癒し、病気を治すということ』井上宏著　素朴社
『笑いの研究――ユーモア・センスを磨くために』井上宏ほか著　フォー・ユー
『笑いは心の治癒力――笑って笑われて笑い合って爽快に生きる』井上宏著　海竜社
『笑いは心と脳の処方せん――ユーモアから学ぶ健康学』昇幹夫著　リヨン社
『笑顔がクスリ――笑いが心と体を強くする』昇幹夫著　保健同人社
『生きがい療法の証明――もう一つのガン治療』伊丹仁朗著　海竜社
『笑いの健康学――笑いが免疫力を高める』伊丹仁朗著　三省堂
『笑って脳ドック』中島英雄著　講談社
『笑いの処方箋――医者もできる噺家桂前治の愉快な診療室』中島英雄著　法研
『「笑い」の治癒力』志水彰著　ＰＨＰ研究所
『人はなぜ笑うのか――笑いの精神生理学』志水彰、角辻豊、中村真著　講談社
『笑いのちから――ストレス時代の快笑学』角辻豊著　家の光協会
『笑いと免疫力――心とからだの不思議な関係』吉野槇一著　主婦の友社
『笑う！遺伝子――笑って、健康遺伝子スイッチＯＮ！』村上和雄著　一二三書房
『笑いの効用』橋元慶男著　理想書林
『笑いの治癒力』アレン・クライン著　片山陽子訳　創元社

『笑いのトレーニング』ヘリーン・グローヴァー著　金利光訳　東京図書
『笑いの博物館』飛岡健、越智宏倫著　ごま書房
『笑いに勝る良薬なし――幸福感・ユーモア・笑いの治癒力』ロバート・ホールデン著　荘司治訳　流通経済大学出版会
『「笑い」の力が人生をひらく――ちょっと高度な人間関係術』桜木健古著　ＰＨＰ研究所
『笑って大往生』斎藤茂太著　講談社
『「笑い」は人間をひと回り大きくする――人生にゆとりをもたらすユーモア社交術』藤井康男著　大和出版
『生命の實相』第7巻（生活篇）谷口雅春著　日本教文社
『ユーモア教育のすすめ――イギリスに学ぶ子育ての知恵』松岡武著　金子書房
『話し方の技術』坂上肇著　三笠書房
『ユーモアとジョークがよく身につく――人生を面白く生き、人間関係を滑らかにする技術』三田英彬著　日本実業出版社
『リーダーたちのユーモア』村松増美著　ＰＨＰ研究所
『ほほえみ読本』狩野誠著　ほほえみいっぱい青少年育成友の会
『いきいき笑顔表情術』ウェイニー著　リヨン社
『週末号泣のススメ――涙でストレス解消！　脳をリセット！』安原宏美著　扶桑社
『脳力開発指針集』城野宏監修　平野耕一郎執筆・著作　脳力開発センター
「笑う門には活来たる」桃田春介著　月刊誌『燃えよリーダー』（現誌名『ポジティブ』）一九九七年一〇月号　ブレーン・ダイナミックス

著者紹介　江見明夫（えみ・あきお）

昭和八年一二月二四日、京都市生まれ。昭和三一年同志社大学法学部政治学科卒業。同年、㈱高島屋入社。東京店店次長、本社広報室長、大宮店店長、㈱高島屋友の会社長などを経て、平成五年定年退職。平成六年「人間開発道場」を設立。高島屋百貨店の現場第一線で鍛えた人心掌握、能力開発、人材育成などのノウハウを活かし、脳力開発、個人・企業活性化、健康生きがいライフプランなどの研修、講演、執筆活動を展開中。特に、〝笑いと健康と脳力開発〟に関して、国内外のテレビ、ラジオ、新聞、雑誌などにしばしば登場している。健康生きがいづくりアドバイザー（厚生労働省認定）、日本笑い学会講師、社会教育家。著書に『五十・六十 花なら蕾――戦略的行動人間のすすめ』（リヨン社）がある。ペンネーム、笑一生（えみ・いっせい）。

（連絡先）〒一九一―〇〇四一　東京都日野市南平六―二三―一三―二〇六

携帯電話　〇八〇―九六六七―八〇〇三

笑《わら》いがニッポンを救《すく》う
——生涯現役《しょうがいげんえき》でピンピンコロリ

初版第一刷発行　平成一八年　六月二五日
初版第八刷発行　平成二七年一二月　一日

著　者——江見明夫（えみ・あきお）
© Akio Emi. 2006〈検印省略〉
発行者——岸　重人
発行所——株式会社 日本教文社
東京都港区赤坂九—六—四四　〒一〇七—八六七四
電話　〇三（三四〇一）九一一一（代表）
〇三（三四〇一）九一一四（編集）
ＦＡＸ　〇三（三四〇一）九一一八（編集）
〇三（三四〇一）九一三九（営業）
振替＝〇〇一四〇—四—五五五一九
印刷・製本——凸版印刷
●日本教文社のホームページ　http://www.kyobunsha.jp/

ISBN978-4-531-06402-1　Printed in Japan

株式会社 日本教文社　〒107-8674　東京都港区赤坂9-6-44　電話03-3401-9111（代表）
日本教文社のホームページ　http://www.kyobunsha.jp/
宗教法人「生長の家」〒409-1501　山梨県北杜市大泉町西井出8240番地2103　電話0551-45-7777（代表）
生長の家のホームページ　http://www.jp.seicho-no-ie.org/
各本体価格（税抜）は平成27年11月1日現在のものです。品切れの際はご容赦ください。